Stecco 筋膜手法临床实践
Fascial Manipulation-Stecco Method
The Practitioner's Perspective

主编　Julie Ann Day

前言　Luigi Stecco

主译　王小榕

主审　李建华　孙秀丽　关　玲

人民卫生出版社
·北京·

The original English language work has been published by:
Handspring Publishing Limited
Pencaitland, EH34 5EY, United Kingdom
Copyright © 2018. All rights reserved.

图书在版编目(CIP)数据

Stecco 筋膜手法临床实践/(英)朱莉·安·戴
(Julie Ann Day)主编;王小榕主译. —北京:人民
卫生出版社,2021.4
　　ISBN 978-7-117-31438-1

　　Ⅰ. ①S… 　Ⅱ. ①朱…②王… 　Ⅲ. ①筋膜疾病-诊疗
Ⅳ. ①R686.3

中国版本图书馆 CIP 数据核字(2021)第 059147 号

人卫智网	www.ipmph.com	医学教育、学术、考试、健康,
		购书智慧智能综合服务平台
人卫官网	www.pmph.com	人卫官方资讯发布平台

图字:01-2020-2145 号

Stecco 筋膜手法临床实践
Stecco Jinmo Shoufa Linchuang Shijian

主　　译:王小榕
出版发行:人民卫生出版社(中继线 010-59780011)
地　　址:北京市朝阳区潘家园南里 19 号
邮　　编:100021
E - mail:pmph @ pmph.com
购书热线:010-59787592　010-59787584　010-65264830
印　　刷:北京顶佳世纪印刷有限公司
经　　销:新华书店
开　　本:787×1092　1/16　印张:12
字　　数:215 千字
版　　次:2021 年 4 月第 1 版
印　　次:2021 年 10 月第 1 次印刷
标准书号:ISBN 978-7-117-31438-1
定　　价:128.00 元
打击盗版举报电话:010-59787491　E-mail:WQ @ pmph.com
质量问题联系电话:010-59787234　E-mail:zhiliang @ pmph.com

Stecco 筋膜手法临床实践
Fascial Manipulation-Stecco Method
The Practitioner's Perspective

主　编　Julie Ann Day

前　言　Luigi Stecco

主　译　王小榕

副主译　周　耀　谢境裕

主　审　李建华　孙秀丽　关　玲

副主审　于亚滨　谢臻蔚　王雪强

译　者（按姓氏笔画排序）

马全胜　王　腾　叶　梅　江容安　李开典

李香娟　谷瑞芮　张一婷　陆　叶　陈　娟

林远方　姜红材　徐　晖　陶旻枫　梁开如

蒋惠瑜　程　欢

人民卫生出版社
·北　京·

译者名单

主　译　王小榕　首都医科大学附属北京妇产医院

副主译　周　耀　江苏省海门市海门周耀诊所
　　　　谢境裕　厦门筋膜特工生物科技有限公司

主　审　李建华　浙江医科大学附属邵逸夫医院
　　　　孙秀丽　北京大学人民医院
　　　　关　玲　解放军总医院第六医学中心

副主审　于亚滨　北京市朝阳区妇幼保健院
　　　　谢臻蔚　浙江医科大学附属第一医院
　　　　王雪强　上海体育大学

译　者（按姓氏笔画排序）
　　　　马全胜　北京市康复医院
　　　　王　腾　首都医科大学附属北京妇产医院
　　　　叶　梅　江苏省南京市江宁区妇幼保健院
　　　　江容安　上海市杨浦区中心医院（同济大学附属杨浦医院）
　　　　李开典　北京嘉禾妇儿医院
　　　　李香娟　杭州市妇产科医院（杭州市妇幼保健院）
　　　　谷瑞芮　北京大学第一医院
　　　　张一婷　Emory University School of Medicine，Division of Physical Therapy
　　　　陆　叶　北京大学第一医院
　　　　陈　娟　中国医学科学院北京协和医院
　　　　林远方　深圳市中医院
　　　　姜红材　北京嘉禾妇儿医院
　　　　徐　晖　北京大学第一医院
　　　　陶旻枫　首都医科大学附属北京市妇幼保健院
　　　　梁开如　四川省妇幼保健院
　　　　蒋惠瑜　海南省医学院第二附属医院
　　　　程　欢　协和医科大学研究生院

主 译 简 介

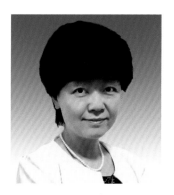

王小榕

首都医科大学附属北京妇产医院妇产科硕士、妇产科副主任医师、中级康复医师、中级康复治疗师

中国妇幼保健协会盆底康复委员会副主任委员

中国医疗保健国际交流促进会妇儿医疗保健分会盆底健康管理学组委员

中国康复医学会产后康复专业委员会产后运动学组委员

中国心理卫生学会性心理专业委员会委员

译 者 序

作为一名妇产科医生和康复医生，我从事盆底功能障碍性疾病的诊断和康复治疗工作已经16年。三年前，我开始从事孕期和产后的康复治疗。其中，孕期和产后疼痛的治疗占据了一半以上。在这个过程当中，我依旧是一名妇产科医生，从事围生期保健工作，从而能全程跟踪孕早期、孕中期、孕晚期、分娩和产后。从临床医生和康复医生的角度全方位保证母儿安全的同时，我能及时掌握孕产康复治疗的第一手资料。

幸运的是，在我学习疼痛治疗之初便开始学习 Stecco 筋膜手法（Fascial Manipulation®-Stecco® method）技术，半年内连续学习并通过考试获得一阶、二阶、三阶认证。这使我在浩瀚的康复技术中找到一条捷径，不仅能治疗肌骨疼痛，而且能治疗各种内部功能障碍。Stecco 筋膜手法技术纯手法的安全性让孕产妇也能欣然接受。很多时候，我更习惯从医生的角度去关注疾病的治疗。孕期和产后骨盆带疼痛、颈肩腰腿痛，甚至严重的妊娠剧吐、先兆早产等产科特有的疾病都能用这项技术取得可喜的疗效。对于常见的痛经、功能失调性子宫出血、尿失禁、慢性盆腔痛、性交痛、阴道壁膨出、子宫脱垂、便秘、痔

疮、肛裂等盆底功能障碍性疾病，Stecco 筋膜手法技术也没有让我失望过——不仅治疗当下即见成效，远期效果也非常稳定。

令人尊敬的 Luigi Stecco 先生以半个世纪的热情倾心研究 Stecco 筋膜手法技术。他的热情通过神奇的临床效果感染了每位实践和见证这项技术的人。Stecco 筋膜手法技术与中医经络理论非常接近，但详尽准确的解剖和生理知识使它更加形象、更加严谨、更加完善。中医的整体观让人体各个脏器、各个系统彼此联系、相生相克，与天地自然也有千丝万缕的联系。Stecco 筋膜手法技术让这些联系更加直观，有迹可循。它根据每位患者的现病史和既往史、不同脏器和系统的病史和时间关系构建治疗假设，通过动作测试和触诊确定完全个性化的治疗方案。从个人的时间轴和空间轴真正实现了西医模式的整体化诊疗。这门技术不仅对临床医学、康复医学有很大的帮助，对中医中药的精准治疗也有明确而重要的参考作用。

本书在 Stecco 筋膜手法技术的理论基础上，详细讲解了临床案例的诊治过程，可以为初学者答疑解惑、拨开迷雾，让其了解如何将这门技术付诸实

践，更能让资深的临床医师、康复治疗师、中医科及疼痛科医生和健身教练、产后康复治疗师的技术更上一层楼。沉浸在 Stecco 筋膜手法技术的海洋里，像侦探一样揪出并解决一个个病痛的元凶，更快地让患者重拾健康人生，这是每位 Stecco 筋膜手法技术践行者最大的喜悦和满足。打开这本书，加入我们的行列！

　　最后，感谢 Stecco 家族对这项技术的不懈努力和探索！感谢 Julie Ann Day 积极推广 Stecco 筋膜手法技术并编辑此书！感谢李建华教授从康复专业角度给予诸多指导和帮助！感谢汪仁学编审的悉心指导！感谢各位教授和同人鼓励支持！

王小榕
妇产科副主任医师、中级康复医师、
中级康复治疗师
首都医科大学附属北京妇产医院
2021 年 3 月 8 日

致　谢

我很感谢所有的编者对本书的贡献,分享他们无价的专业知识及经验。

特别感谢 Handspring 出版社的 Mary Law 对我的鼓励以及一路上的支持,让我能顺利地完成本书;同时感谢 Handspring 团队里极其出色的成员们的持续指导。

我还要特别感谢 L Stecco 先生,他除了分享给我一些私人信件外,还用他鼓舞人心的热忱,为我的筋膜冒险之路提供了强大的内在动力。

当然也对我的伴侣 Sergio 有着无限感激,感激他不断地照顾我的饮食,为我烹饪美味的意大利料理,以及他对我整个编辑过程的鼓舞。

Julie Day

版权声明:插图

编　者

Marco Branchini PT, MS, Bologna, Italy
Faculty member and Didactic Coordinator of
Physiotherapy degree course, University of Bologna.
Senior Fascial Manipulation® teacher. Founding member
of Fascial Manipulation Association.

Natalie Brettler BPT, Tel Aviv, Israel
Private practitioner. Team physiotherapist for Israel's
national team of rhythmic gymnastics. Fascial
Manipulation® teacher.

Jaroslaw Ciechomski PT, PhD, DO, Poznan, Poland
Private practitioner and director of Aktiv Osteopathy
and Rehabilitation clinic, Poznan, Poland. Senior Fascial
Manipulation® teacher. Editor-in-chief of 'Practical
Physiotherapy and Rehabilitation' journal.

Lorenzo Copetti PT, Tolmezzo, Italy
Private practitioner, Senior Fascial Manipulation®
teacher. Founding member of Fascial Manipulation
Association. Former University of Udine faculty member.

Julie Ann Day PT, Padova, Italy
Azienda ULSS 6 Euganea, Padova. Senior Fascial
Manipulation® teacher. Founding member of Fascial
Manipulation Association.

Lorenzo Freschi PT Cesena, Italy
Private practitioner. Former team physiotherapist for
Cesena male basketball team. Fascial Manipulation for
Internal Dysfunctions (FMID) teacher.

Warren I. Hammer DC, MS, DABCO, Norwalk (CT), USA
Postgraduate Faculty of New York Chiropractic College.
Author of 'Functional Soft-Tissue Examination and
Treatment by Manual Methods' (3rd edn, 2007), Fascial
Manipulation® teacher.

Tiina Lahtinen-Suopanki Senior PT, OMT, Helsinki,
Finland
Private practitioner at Rehabilitation Center Orton,
Helsinki. Lecturer for Finnish Association of Orthopedic
Manual Therapy and Finnish Physiotherapy Association.
Fascial Manipulation® teacher.

Angela Mackenzie RMT, Chilliwack, BC, Canada
Member of College of Massage Therapists of British
Columbia and Massage Therapists' Association of BC,

Canada. Owner of Rebound to Health clinic, Chilliwack,
BC, Canada.

Eran Mangel BPT, Tel Aviv, Israel
Co-founder, owner and Head of Physiotherapy
Department at Medix, Tel Aviv. Former team
physiotherapist for Israel's national handball and women
and men's basketball teams.

Cheryl Megalos BScPT, CGIMS, Vancouver, Canada
Private practitioner, Westside Physiotherapy and Hand
clinic, Vancouver, BC. Fascial Manipulation® teacher.
Member of the Canadian Physiotherapy Association and
the Fascial Manipulation Association.

Stephen F. Oswald DO, New York, USA
Private practitioner. Fascial Manipulation® teacher.
Member of the Fascial Manipulation Association.
Member of the Fascial Research Society.

Andrea Pasini PT, Cesena, Italy
Private practitioner. Fascial Manipulation for Internal
Dysfunctions (FMID) teacher. Member of the Fascial
Manipulation Association.

Larry Steinbeck PT, MSc Phys Ed, CMTPT, Atlanta, USA
Manager of Physical Therapy at Atlanta Falcons Physical
Therapy Center/Jasper Physical Therapy, GA, USA.
Fascial Manipulation® teacher. Faculty member for
Myopain Seminars®, Bethesda, MD.

Hitoshi Takei PT, PhD, OMPT, FMT, GPTH.O.l, Tokyo,
Japan
Faculty of Health Sciences Division of Physical Therapy,
Tokyo Metropolitan University. Member of International
Federation of Orthopedic Manual Physical Therapists
Association (IFOMPT). Fascial Manipulation® teacher.

Nita Tolvanen BPT, Helsinki, Finland
Advanced Specialist in Pediatric Physiotherapy (Neuro-
Developmental-Treatment/Bobath approach) at
Terapiakeskus Terapeija center, Vantaa, Finland.

Colleen Whiteford PT, DPT, OCS, CMTPT, New Market,
Virginia, USA
Private practitioner, Co-owner of Appalachian Physical
Therapy, Inc. Faculty member for Myopain Seminars®,
Bethesda, MD.

前　言

这本新书的序言由 Julie Ann Day 提议并编辑，我想谈谈关于我作为物理治疗师职业生涯刚刚开始时的经历，因为可能所有参与编辑本书的作者都有类似的经历。

在意大利，1970 年，康复主要包括主动和被动运动以及电疗。每当我治疗患者的时候，我都觉得我只是在执行事先确定好的治疗方案，而不是真正地在帮助他们康复。因此关于患者功能障碍康复的进展是很令人失望的，我的个人成就感也很低。工作时间显得特别的漫长。

虽然如此，我依旧渴望成为一个工作中的推动者，能用我的双手去减轻他人的病痛。为了达到这个目标，我学习了多种当时有的徒手治疗方法，从每一种方法当中反复推敲，寻求新的思路，最终形成了筋膜手法（Fascial Manipulation，FM）。在工作中使用这个手法让我对工作充满了热情，并且觉得每一天的时间都太短了，以至于不能分配足够的时间治疗每一位前来的患者。在每一天结束的时候，我常常会回想当天治疗的患者。虽然我对那些已经解决的案例感到高兴，但是我仍会质问自己为什么有些案例我依旧无法解决。

我渴望能对我治疗过的成功和失败案例都提供解释，这种渴望促使我去找寻所有我能在解剖学文献当中找到的关于筋膜及其链接的信息。随着学习的深入，筋膜的奇妙结构开始变得具体化。我意识到它并不仅仅是个填满空间的组织，还是身体活动真正的核心和灵魂，与中枢神经还有自主神经互相协调、协同工作。

用 FM 来处理那些曾经需要几十次物理治疗的肌骨功能障碍，现在只需要一次治疗就能够有非常明显的进步。1986 年，这些结果鼓励我在第一本小册子上写下我的经验。把这项新治疗手法的潜力分享给我的同事们，这个想法激励了我。我非常确定，正是这种动力让 Julie 把这么多年来一直在使用这个方法的同事们聚集在一起。因此我非常感激所有对传播 FM 技术和方法做出贡献的同事们，FM 对于解决许多肌骨系统以及内部功能障碍的问题都有决定性的作用。

Luigi Stecco
物理治疗师
Stecco 筋膜手法创始人
意大利维琴察的阿尔齐尼亚诺，
私人执业者，
意大利帕多瓦筋膜手法协会的共同创始人
2018 年

序 言

1991年在米兰第一次见到L Stecco先生时，我们同时参加了一场关于Danis Bois方法的周末课程"筋膜、血液和脉诊"。Stecco先生带来了满满一箱他本人出版的第二本书，并热切地寻找能够和他一起讨论筋膜的同仁。在吃完晚饭时他解释了他理论的基础。作为在澳大利亚受过培训的物理治疗师，Stecco所阐述的筋膜解剖学以及它与针灸、神经学和动作控制之间的联系深深地迷住了我。然而，在那次会面时，我大概也就理解了他所说的15%！当时我很确信他正在研究一件非常特别的事情。在接下来的几年里我们都保持着联系，我还不时地帮他翻译一些信件，而这些信件主要是写给不同国家的疼痛和软组织专业的专家。然而，直到1998年我才有机会第一次参加L Stecco的课程。自那以后，我就逐步地参与到这项技术的相关组织、翻译和教学工作当中。

我在2003年成为了一名Stecco筋膜手法一阶和二阶（fascial manipulation-Stecco method Level Ⅰ and Ⅱ）的导师，且将4篇Stecco先生的文章从意大利文翻译成英文，其中两篇最近已更新至第2版。用英文来翻译新的、特定方法的术语是一个重大的挑战，但这也

促使我非常仔细地分析Stecco先生的每个词。Stecco先生假定他的读者对解剖学和筋膜有大量的了解，而且Stecco先生更倾向于直率地陈述他的观点，而不是提出见解，所以他的文章并不好翻译。要让文章既保留他的原意又不显得过于唐突，对我来说是一个更大的考验。然而，自从1991年和Stecco先生第一次见面之后，我对人类筋膜系统的理解不断深入，现在这方面的知识是我作为一名物理治疗师在临床工作中不可或缺的一部分。

在我的教学工作中，我很荣幸能够与一群国际从业者们见面和学习。当他们第一次接触Stecco先生的模型和方法时，他们都已经在自己的领域中建立了良好的基础。在这个多元化的团体中包括物理治疗师、美式整脊师、骨病医生、医师，还有按摩治疗师。他们都有着成功的案例临床业务，有的人也已经在当地和国际上取得了知名的教学和研究事业。

这本书意在为部分站在分析的角度来学习这个新理论模型的专业人士发声，他们也许不需要重新适应这种全新的治疗方法。虽然已经有不同的研究不断地在验证这个方法的有效性（Picelli et al，2011；Branchini et al，2016；

Busato et al，2016），但在最初阶段仍缺乏大量已发表的临床研究。他们应用该理论所取得的临床效果促使他们进一步地探索该方法，并将其整合到他们的临床工作中。这本书的编者们是许多已采用该肌肉骨骼以及内部功能障碍新理论模式的人中的代表。总地来说，他们的成就和激情一如既往地激励我不断钻研 Stecco 筋膜手法，直到未来。

我希望通过这么多有广泛经验的专家所提供的案例，这本书能够鼓励其他人考虑将 Stecco 筋膜手法应用到他们每天的临床工作中。

Julie Ann Day，物理治疗师
Azienda ULSS 6 Euganea，
意大利帕多瓦
高级筋膜手法讲师
筋膜手法协会的创始会员及
前执行委员会会员
2018 年 1 月

参考文献

Branchini M, Lopopolo F, Andreoli E, Loreti I, Marchand AM and Stecco A (2016) Fascial Manipulation® for chronic aspecific low back pain: A single blinded randomized controlled trial. F1000 Research 4: 1208.

Busato M, Quagliati C, Magri L, Filippi A, Sanna A, Branchini M, Marchand AM and Stecco A (2016) Fascial manipulation associated with standard care compared to only standard postsurgical care for total hip arthroplasty: A randomized controlled trial. PM & R 8(12): 1142–1150.

Picelli A, Ledro G, Turrina A, Stecco C, Santilli V and Smania N (2011) Effects of myofascial technique in patients with subacute whiplash associated disorders: A pilot study. European Journal of Physical and Rehabilitation Medicine 47(4): 561–568.

主编为中文版序

当你在 PubMed 上把"筋膜"(fascia)输入搜索框时会发现超过 225 篇来自筋膜手法协会发表的文献。这些由我们的研究和教学机构发表的文献,其中绝大多数都是关于 Stecco 筋膜手法治疗的研究,并且均发表在中高级期刊。Stecco 筋膜手法治疗是一种可靠的,以科学研究为基础的治疗手法。

我在被本书主编,物理治疗师 Julie Ann Day——Stecco 筋膜手法的高级讲师和发起者之一——邀请参与本书的编写时,是非常开心的。这是我阐述 Stecco 筋膜手法的美妙的逻辑和复杂的探索工作,以及让医护工作者和患者体验这种技术复杂性的重要契机。人们在阅读严谨的科学研究成果时往往并不会产生比亲身经历更强烈的感受。通过阅读本书的短文和案例,读者可以间接地体验本书 14 位编者的亲身经历。本书主编的最终目的是希望读者感受到这 14 位编者在职业生涯中对筋膜手法的热爱和对筋膜手法治疗的广博学识。

书中包括一些并不常见的案例,治疗师们耐心详尽地探求病因,提出了不同寻常的治疗方案,得到相对于病例复杂程度令人惊喜的治疗效果,体现了治疗师们对筋膜手法治疗深厚的知识底蕴。这些治疗师精湛的技术把最复杂的病例吸引到他们的诊所。这些患者通常跋涉数百甚至数千公里来寻求治疗,期待或许他们的病因能被发现并得到治疗,最后症状得到好转。

也许并不是所有患者的症状都会有好转,这就引出了我的章节。一位强壮的退伍军人刚刚下了越战战场,回到了他的家乡。也许是为了追求丛林野战后他经常感受到的刺激,也许是想结束他噩梦般的创伤后应激障碍(PTSD),像许多其他退伍军人一样,他在一次街头斗殴中腹部中弹。他因此经历了多次手术,而手术比枪伤损坏了更多的筋膜。在这个故事里,笔者讲述了他在几十年之后发现,这种创伤导致了患者严重的臂丛神经痛症状,伴随着无力,以及需要多年服用高剂量阿片类药物来缓解这种剧烈疼痛。

但是我的投稿只是这本书的一小部分。读者们将会读到治疗师通过松解部分致密化的腿部筋膜来治疗对侧肩膀活动受限和疼痛的治疗逻辑;患者先前的腿部受伤导致了筋膜限制(致密化),这个筋膜限制经由螺旋导向的筋膜路径从腿部向上横跨躯干影响了对侧肩膀。读者也会读到为何纠正腹部筋膜张力可以消除患者的腿部症状,并且有助于减轻可能由该区域的筋膜连接不平衡导致的卵巢囊肿。以及理解为何治疗颞下颌关节上方和下方的浅层和深层筋膜是治疗颞下颌关节综合征的必要手段。

正如读者可能已经注意到的，只有在少数情况下会直接治疗疼痛和受限的部位，因为多数情况下疼痛和受限的部位并不是造成疼痛的真正原因。所以作为治疗师，我们必须反复不断地询问患者：你的伤痛是通过什么活动导致的？这次损伤发生在哪个身体部位？你是负重时还是在夜里睡觉时会感觉到疼痛？（这个问题可以指出患者在走路时是否调动了不协调的肌筋膜单元，以及疼痛的源头是自下而上还是自上而下的。）你还有其他位置的疼痛吗？其他疼痛是在你的本次伤痛之前还是之后开始的？

因此，每当遇到新的患者、新的问题，筋膜手法治疗师都要重新进行有序、逻辑紧密、精细的搜索，以筋膜的复杂性为动机，运用高度精密复杂的筋膜手法逻辑以及严格遵守筋膜手法指南。对于筋膜手法治疗师来说，每一个新病例都是一次新的挑战。

Stephen F. Oswald
整脊医师
脊柱推拿手法物理治疗师
筋膜手法认证讲师
2021 年 1 月 6 日

术　语

肌骨模型的术语

协调中心 (center of coordination , CC)　梭内肌纤维的收缩对肌梭产生的拉伸，会激活与特定运动方向有关的运动单元。这些运动单元所生成的向量会在每一个肌筋膜单元内肌外膜上具体的 CC 点处汇聚。

融合中心 (center of fusion , CF)　在支持带上和关节周围的一小块筋膜区域，能够监测两个平面之间多方向的运动，以及相邻身体节段在不同方向的运动。融合中心是由纵向胶原纤维所形成的肌筋膜对角链，或由斜向胶原纤维所形成肌筋膜螺旋链所连接的。

感知中心 (center of perception , CP)　在肌筋膜单元与关节的连接处，由该肌筋膜单元的梭外肌纤维在肌腱止点上所产生的张力汇聚点。

运动方向　Stecco 先生用全新的术语来描述三个平面内的运动方向。所有在矢状面上向前的运动都称为向前 (antemotion , an)，所有向后的运动都称为向后 (retromotion , re)。外展和内收用向外 (lateromotion , la) (从中心到外周) 和向内 (mediomotion , me) (从外周到中心) 代替，以及内旋 (intrarotation , ir) 和外旋 (extrarotation , er) 是用于动作发生在水平面上时。因此，支持向前和向后动作的肌筋膜单元控制着矢状面上的运动，支持向外和向内动作的肌筋膜单元控制着冠状 (额状) 面的运动，以及支持内旋和外旋动作的肌筋膜单元管理着水平面上的运动。

致密化　腱筋膜是由能够滑动的疏松结缔组织层与致密结缔组织层叠加形成的。致密化是指在疏松结缔组织的细胞外基质内透明质酸成分的黏滞性上升，有改变筋膜生理特性的可能。

肌筋膜序列　多条纵向胶原纤维分别连接单一方向的肌筋膜单元并形成肌筋膜序列。每一个肌筋膜序列协调该身体节段在一个平面内的一个方向上运动。人体中有六条肌筋膜序列：向前运动序列和向后运动序列 (矢状面)，向外运动序列和向内运动序列 (冠状面)，内旋运动序列和外旋运动序列 (水平面)。

肌筋膜单元　每一个肌筋膜单元包含：产生同一方向运动的运动单元，为这些运动单元传导力的肌腱，该肌筋膜单元所控制的关节，以及包裹着以上组织的筋膜。每一个肌筋膜单元的名字由该肌筋膜单元的运动方向和其所涉及的身体节段组成，举例来说，腰部向后运动 (retromotion lumbi , re-lu)，意思是腰节段在矢状面上向后伸展运动。

肌筋膜螺旋链　螺旋链胶原纤维以解剖学可追溯的螺旋通路缠绕肢体，

包裹或横跨躯干形成,并连接各个融合中心。

内部功能失调模型的术语

器官 内部器官是分散在躯干内的,通过器官-筋膜序列连接在一起,延伸至躯干壁的前侧和后侧。由躯干和内脏筋膜造成的张力代偿会传递到四肢和头部,而从四肢和头部开始的张力代偿也会影响内部器官的蠕动。

器官-筋膜序列 在躯干内有三个器官-筋膜序列:①脏器序列,靠胸膜和腹膜形成(呼吸和消化器官);②管性序列,位于腹膜后区域(循环和泌尿器官);③腺体序列,包含内分泌和造血器官。如果筋膜致密化延展到数个躯干节段(举个例子,沿着整个锚索),它会影响整条壁外神经节,而功能障碍也会波及一个或多个器官。

筋膜手法治疗内部功能障碍(fascial manipulation for internal dysfunctions,FMID) 基于内部筋膜的特殊模型,作用在躯干壁和它的张力上,为了消除任何可能导致的相互干扰,通常发生在内部功能障碍的腹腔圆筒结构及其内部脏器的蠕动之间。

张拉结构 在 FMID 中,躯干的每一个节段都被认为是一个柱状物,在有弹性的前躯干壁与相对僵硬的后躯干壁之间,形成张拉结构。如果筋膜致密化导致躯干壁单一张拉结构的张力,那么壁内神经节的活动会受到影响,导致此张拉结构内的脏器-筋膜单元(o-f 单元)的蠕动功能失调。

锚索 躯干上三个张拉结构的组合(胸、腰和骨盆节段)成为一体,纵向的张拉结构使锚索上的每一个张量都沿着最大张力线或者锚索。锚索被分类为前后张量,侧向张量和斜向张量,且每一条锚索都和壁外神经节链有关系。每一条锚索都通过位于肢体的远端张力来支撑(参见远端张力)。

远端张力 在肢体上的融合中心:踝、足、腕和手,代表了这些锚索上的远端部分。

包裹性筋膜 是一个薄且有弹性,有良好神经支配的内脏筋膜,与单个脏器密切相关,赋予其形状并支撑着脏器软组织。

嵌入性筋膜 较厚的片状纤维——弹性较少,神经支配较少,但是有丰富的有髓神经纤维——形成器官腔室并将内部器官与肌肉骨骼系统相连接。

脏器-筋膜单元(o-f units) 每一个脏器-筋膜单元由相同功能以及位于体内同腔室的脏器组成,内部筋膜把这些互相协作的脏器连接在一起,通过壁内神经网络和壁内自主神经节来协调这些脏器。根据这些器官不同的功能,可以分为脏器、管性和腺体筋膜单元。

枢轴点 固定的锚点,沿着锚索由肩带和骨盆带周围的骨关节形成,称为枢轴点,因为它能够让身体持续调整其张力排列。

浅筋膜象限 当浅筋膜被认为在横向和纵向的时候,它能够区分成象限。每一个象限都由特别的皮神经支配。字母"q"标注在象限区域的前面把浅筋膜象限和对角链区分开来。

系统　系统的角色用于维持体内平衡,它们使浅筋膜和表皮相连接。系统包括三大外部环境(皮肤、脂肪和淋巴)和三大内部系统(热调节、代谢和免疫),均匀分布于体内,与宏观的椎旁神经节和椎前神经节有关。

Stecco 惯用记录符号

an,向前(antemotion)

bi,双侧(bilateral)

ca,腕(carpus)

cl,颈(collum)

cp,头(caput)

cu,肘(cubitus)

cx,髋(coxa)

di,指(digit)

er,外旋(extrarotation)

ge,膝(genu)

hu,肱(humerus)

ir,内旋(intrarotation)

la,向外(lateromotion)

lt,左侧(left)

lu,腰(lumbar)

me,向内(mediomotion)

pe,足(pes)

pv,骨盆(pelvis)

re,向后(retromotion)

rt,右侧(right)

sc,肩,包括锁骨区域(scapula)

ta,踝(talus)

th,胸(thorax)

简　介

Julie Ann Day

Stecco 筋膜手法是一种徒手治疗筋膜失调以及肌筋膜疼痛的方法。由意大利物理治疗师 Luigi Stecco 所研发，它基于肌肉骨骼和内部筋膜系统的新解释，使筋膜成为前瞻性的角色。这个方法正在被越来越多从事不同手法领域的专家们所采用，比如物理治疗、美式整脊、内科、整骨疗法和按摩治疗。这本书提供了一些专家的经历，这些专家们在他们开始使用这个方法之前都已经在其领域建立了良好的基础声誉。他们所提供的案例报告、意见和临床诊断推理对正在使用该方法的同行以及对其应用感兴趣的其他专业人员都很有价值。

Stecco 筋膜手法是如何开始的？

筋膜手法（fascial manipulation，FM）的发展要追溯到 20 世纪 70 年代初。在他长大的意大利北部农村地区，L Stecco 先生被一位广受欢迎的"接骨师"深深吸引。作为一名物理治疗专业的学生，Stecco 先生很懊恼，因为这位"接骨师"并没有受过正规训练，并不能够通过解剖学和生理学的角度来解释他们的临床结果。

从 1973 年开始，Stecco 先生作为一名物理治疗师开始大范围地调查，试图解释这些强有力的软组织治疗的有效性。他钻研 Elizabeth Dicke 关于整骨、放松技术、姿势性锻炼、结缔组织的按摩以及 James Cyriax 博士的方法、针灸和 Janet Travell 的扳机点等方面的资料。他运用这些方法获得了良好的临床效果。然而，直到他遇到了 Ida Rolf 的作品（基于 Leon Chaitow 出版物的意大利文翻译）才认识到关节能够通过调整周围的筋膜和结缔组织而更好地活动。因此，他开始学习任何他能够找到的解剖学和对比解剖学文献以及 Marcel Bienfait 和 Françoise Mézières 所描述的运动链中关于筋膜连接的信息，直到他找到针灸经络和这些运动链之间的关系。

在 10 多年的个人研究以及临床工作中，Stecco 先生在 1987 年首次出版了关于人体筋膜系统的书（图 I -1）。

在这本自费发表的册子中，书名 *Sequenze Neuro-Mio-Fasciali Emeridian Agopunturei*（英文名 *Myofascial Sequences And Acupuncture Meridians*）的意思是肌筋膜序列与针灸经络。Stecco 先生假设在肌腹上进行深层的摩擦能够起到放松肌筋膜的作用，从而释放了嵌入性筋膜的神经末梢，这能够将肌筋膜序列与针灸经络密切联系起来。在一开始，

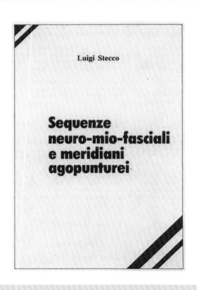

图 I-1　封面：Luigi Stecco 先生发表的第一本意大利文关于人体筋膜系统的书。由 Luigi Stecco 提供

这本书并没有得到意大利同行们的较多关注。但是 Stecco 先生平静地从更多方面去寻找证据。就像前言里所说的，他与其他专家的交流与沟通包括 David G Simons、来自 Witten/Herdecke 大学的 H Heine 教授（图 I-2）和来自布拉格的 Karl Lewitt 博士。随后，David G Simons 邀请他于 1989 年在美国明尼阿波利斯举行的第一届关于肌筋膜疼痛和纤维肌痛症的国际研讨会上展示一张海报（图 I-3）。

在这张海报中，Stecco 认为这些关键的筋膜点——他称为协调中心（center of coordination，CC）——是由作用在筋膜上的多种肌肉力量形成的向量汇

DAVID G. SIMONS, M.D.
324 12th Street
Huntington Beach, CA 92648-4519
United States of America
Telephone: (714) 969-1235

7 April 1987

Luigi Stecco
Via Piacenza, 3
Arzignano, 36-71
(Vicenza) Italy

Dear Mr. Stecco:

My apologies for this delayed response to your letters of 11 January and 14 February 1987. I do not speak and I do not read Italian. My first attempt to find someone to translate your letters came to nothing.

From your letters and the illustrations in the manuscript, I have the impression that you are relating myofascial trigger points in some way to acupuncture (acupressure) points. You also make the statement that research and documentation are scanty. The last is, fortunately, not the case.

I think of myofascial trigger points as being something quite different from, and basically totally independent of, acupuncture points. It is not surprising that some acupuncture points may coincide with trigger points considering how acupuncture (acupressure) points are sometimes located by finding areas of tenderness.

Meanwhile, I will ask the person who translated your letters to try to find exactly what your hypotheses is from your manuscript.

For your information, I am enclosing a list of current research relating to myofascial trigger points that may be of help to you. I am also enclosing a reprint of a Letter to the Editor of PAIN describing the cause of myofascial trigger points that is now being proven correct by research.

The basic document describing trigger points is, of course, THE TRIGGER POINT MANUAL (brochure enclosed). I understand it is being translated into Italian and should be available in Italy before too much longer. It was due to be published by Giorgio Ghendini in the first quarter of 1987 based on information from one year ago.

Very sincerely yours,

David G. Simons, M.D.

DGS/bz
Enc.

UNIVERSITÄT WITTEN/HERDECKE
MEDIZINISCHE FAKULTÄT

Via Oberdam 81
91025 Marsala (TP)

Medizinische Fakultät · Alfred-Herrhausen-Str 50 · 58448 Witten

Anatomisches und klinisch-Morphologisches Institut
Institutsleiter
Prof. Dr. rer.nat.med.habil. Hartmut Heine

Dr. Luigi Stecco
Via Piacenza 3, Arzignano

Tel.　0 23 02 / 926-0
Tel.　0 23 02 / 926-724
Fax　0 23 02 / 926-407

I - 36071 Vicenza

Witten, 14.5.96
Hei/He

Dear Colleague,

many thanks for your highly scientific and interesting book „La manipolazione neuroconnettivale".

You have done an analytical masterwork. The functional myo-fascial interactions corresponding to myo-tendinous kinetic chains indeed have the same direction as acupuncture meridians. The acupuncture points as fascia perforating nerve-vessel bundles wrapped in loose connective tissue must be irritated by each myo-fascial motion. I think one of the most important reactions within an acupuncture point are axon-reflexes which can continue along the myofascial chains from point to point as you have described it (compare *Zhang* 1996). In this respect your findings on coordination centres will be of great interest.

In Vienna Dozent Dr. med. Otto Bergsmann has described meridians as musculo-tendinous chains but has not looked to the fascia (*Bergsmann*, O. und R. *Bergsmann*: Projektionssymptome. Facultas Verlag, Wien 1988, ISBN Nr. 3-85076-238-6).

Your work will be a great stimulus for investigations in all kind of rheumatical diseases.

I congratulate you to this work and remain

Sincerely yours

(Prof. Dr. H. Heine)

Private Universität Witten/Herdecke GmbH
Geschäftsführer: Dr. Konrad Schily (Präsident), Dr. Bernd Kümmel (Vizepräsident), Dipl.-Kfm. Bernhard Stony (kaufm.)
Sitz der Gesellschaft Witten · Amtsgericht Witten HRB 703
Bankkonten: Deutsche Bank AG Witten BLZ 430 700 61) Kto.-Nr. 8 327 777 · Stadtsparkasse Witten BLZ 452 500 20) Kto.-Nr. 10 900

图 I-2　David G Simons 和 H Heine 教授给 L Stecco 先生的信件。私人信件，由 L Stecco 提供

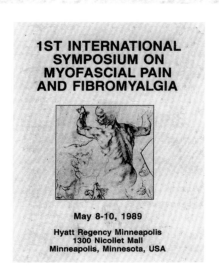

合点。疼痛沿着相同的肌筋膜区域或者肌筋膜序列产生,这意味着被他称为肌筋膜单元(myofascial unit)的协调功能有障碍。Stecco 先生说意大利语和法语,他的英文不是非常流利,因此影响了他在专题讨论会上讨论他的想法,但他的热情和固执让这一切都不成问题。

　　Stecco 先生的第二本书(图 I -4),出版于 1990 年,书名为 *Il Dolore e le sequenze Neuro-Mio-Fasciali*(英文名 *Pain and the Neuro-Myo-Fascial Sequences*),中文意为疼痛和神经肌筋膜序列。这本书包含了肌筋膜功能障碍的评估过程,治疗方法和后续治疗的重新评估,以及研究内部或内脏功能障碍的方法。1992 年哥本哈根第二次世界肌筋膜疼痛大会上展示了一张海报,对比了扳机点、Maigne 领域和 Stecco 先生自己的筋

膜点,这又是一次对他沟通技巧的挑战!在那期间,Stecco 先生在一本法语杂志上发表了一些临床研究文献(Annales de Kinésithérapie),在一本意大利物理治疗杂志(La Riabilitazione)上提出一个建议:康复应该关注全面的运动模式而不只是肌肉运动。为了更好地理解筋膜在肌肉骨骼系统中的角色,他还介绍了关于肌筋膜单元和肌筋膜序列的概念。

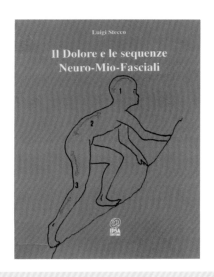

　　Stecco 先生从 1995 年开始教授他的徒手治疗方法,最初叫作“神经结缔组织手法”。课程逐渐在意大利各地广受欢迎,但是 Stecco 先生的提议一直到 2004 年才在国际上广泛传播,当时第一本英语译文刚出版,名为《筋膜手法治疗肌骨疼痛》(Stecco L, 2004)。在那时,筋膜手法(fascial manipulation)这个

名字才被官方采用。直到最近才修正为 Stecco 筋膜手法（fascial manipulation-Stecco method）。

在 2007 年，第一届国际筋膜研究大会在美国波士顿哈佛医学院会议中心召开，这是 L Stecco 先生第一次发表关于这项徒手治疗方法的介绍。他的女儿 Carla Stecco 在这次会议上发表了高质量的筋膜解剖研究（C Stecco 教授是骨外科医生、解剖教授；她的弟弟 Antonio Stecco 是物理治疗与康复医学专家。两人发表过 100 多篇检索文章，包含解剖学、组织学、筋膜生理学以及许多临床研究论文）。在此同时，课程也已经在西班牙、南美洲和波兰开始了。

2008 年，筋膜手法协会的创立为该手法的传播提供了一个初步的组织框架，随后成立了筋膜手法研究所，自 2016 年起，由 Stecco 家族负责领导。

在出版了英文版的筋膜手法治疗肌骨功能障碍 *Fascial Manipulation for Musculoskeletal Dysfunctions：Practical Part*（Stecco L & Stecco C，2009）这本书后没多久，在阿姆斯特丹举行的第二届国际筋膜研究大会上，FM 首次举办了为期一天的入门工作坊。来自不同学科的专业人士参加了此次工作坊，并于 2010 年 6 月在意大利举办了第一届 FM 英文授课课程。来自美国、加拿大、丹麦以及其他国家的手法治疗师们参与了这次课程，他们也是传播 FM 方法的中坚力量。本书的几位编者也都参与了这次课程。

在这个阶段，肌肉骨骼功能失调的

FM 明确了定义，在基础理论不变的情况下，仍在继续进行方法的改进。

我们可以说 L Stecco 先生是一位有条不紊且天生有好奇心的人。在过去的 45 年中，他都是早晨学习和写作，下午治疗患者。正因为有这种不懈的奉献精神，才有了《筋膜手法治疗内部功能障碍》（fascial manipulation for internal dysfunctions，FMID）的问世。在他 1990 年的一本书中，Stecco 先生提到了关于三种自主系统的内部功能失调，这和中医在体内的主要经络相呼应。随后的灵感来自对 Michel Coquillat（1995）著作的学习，当 Jean-Pierre 的第一本意大利文译著（Barral & Mercier，1998）问世的时候，他认真学习了这本书，汲取了相关信息但仍然坚持着他个人的观点。

L Stecco 于 2002 年首先介绍了他关于内部器官、支持性筋膜及其与自主神经系统（ANS）的相互作用。此后，他开发了一种完整的方法，合并了内部器官功能异常和系统浅筋膜功能障碍的治疗。相关的理论和实践文本（Stecco L & Stecco C，2014；Stecco L & Stecco A，2016）已引入这些概念并向国际读者开放，涉及此方法的课程目前定期在意大利和其他地方举行。2016 年，L Stecco 出版了《筋膜生理学图典》（Stecco L，2016），介绍了筋膜正常生理的详细描述以及众多应用型治疗。

L Stecco 先生很少到意大利之外的地方去，宁可给他的儿子 A Stecco 博士分配工作去传播他的想法，由 Antonio 去广泛地在一些国际会议上教学和授课,并进行一些研究项目合作。国际上的演讲、课程和一些解剖工作坊也同时由 C Stecco 来举办,她是第一本《人体筋膜解剖图谱》的作者（Stecco C,2015）。L Stecco 的书现在已被翻译成 11 种语言,在世界上也有越来越多有资格的讲师。

应用 Stecco 筋膜手法的模型

Stecco 先生最初专注于肌筋膜和肌肉骨骼系统之间的联系,他把有关筋膜的学习和临床经验结合起来,创造出生物力学模型以解释筋膜功能障碍和运动受限、无力及疼痛分布的关系。他随后研究出第二个模型用于内部功能障碍,包括脏器筋膜及其与肌筋膜内在的关系。实际上,他一生的工作都在简化那些很复杂的筋膜、肌肉、骨骼、内部脏器和系统的内在关系。下面将提到两个简化的模型以及治疗师需要用到的评估过程。读者们可以查阅更多关于 Stecco 的文献,以获得对理论背景及其理论应用的完整解释。

Stecco 的肌肉骨骼功能障碍模型

这个模型把筋膜作为肌肉骨骼系统中一个活跃的成分进行功能障碍分析。此时,筋膜呈现一个典型的变化。考虑到动作是几个运动单元上的连续传导,运动单元根据不同角度的关节运动、方向和力量所需能够激活不同的肌肉,Stecco 先生立即放弃了单个肌肉作为功能单元的说法。他把运动单元作为一个肌肉功能的基础,因此打破了单一肌肉能够完成多种功能的悖论。奇怪的是,即便运动单元会以全或无的方式激活相关的肌纤维,这些肌纤维并不总是彼此相邻,而会存在于不同的肌肉当中。

Stecco 先生意识到存在于肌肉组织中的"筋膜骨架"是一个将不相邻的肌纤维统一起来的重要成分。他提出肌肉骨骼系统可以用肌筋膜单元（myofascial unit）来解释（请注意这个新的模型引入了一系列相关的术语,这些术语最初可能会带来很大挑战,但从它所描述的肌肉骨骼系统的总体图示来看,这是合理的。这些术语会提供在术语表中）。

每一个肌筋膜单元包括:

- 激活单关节和双关节肌纤维的运动单元
- 这些肌纤维在单一平面上向同一方向移动的关节
- 参与到该运动中的相关神经元素
- 深筋膜和能够将上述各部分都连接在一起的衍生结构（肌外膜、肌束膜和肌内膜）。

举个例子,关于控制肘关节后伸的筋膜单元:组成关节的部分就是肘关节;在上臂后侧的肌筋膜形成了筋膜结构;肌肉部分由运动单元组成,这些运动单元能激活肱三头肌内侧和外侧头（单关节）以及肱三头肌长头（双关节）的纤维,从而实现肘部伸展（图 I-5）。这种基本成分的组合在所有肌筋膜单元中都能找到;因此,它们被看作肌筋膜系统的"一块块积木"。

Stecco 先生把身体拆分成 14 个功

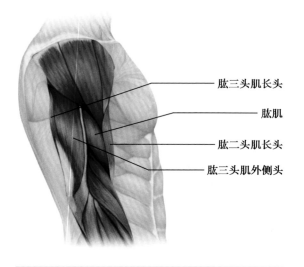

肱三头肌长头

肱肌

肱二头肌长头

肱三头肌外侧头

图 I-5 肘部伸展的肌筋膜单元,包括肘关节、上臂后侧筋膜、肱三头肌内、外侧头(单关节纤维)和肱三头肌长头(双关节纤维)的运动单位

膜组成。拉丁名称将这些节段与单纯的关节区分开来(Stecco L,2004)。

六个筋膜单元控制每个身体节段在三个空间平面(矢状面、水平面和冠状面)的运动,在每个节段提供多个向量,确保每个筋膜单元控制一个方向的运动。单关节肌纤维在运动中提供力量和稳定性,双关节肌纤维在相邻的节段里传递张力,确保运动的协调性。通过连接单一方向的肌筋膜单元,双关节肌纤维组成肌筋膜序列(myofascial sequences)。每个肌筋膜序列在一个平面内控制所有身体节段往一个方向运动,而在同一空间平面上的不同的肌筋膜序列是相互拮抗的。

每一个肌筋膜单元包括:

能节段(图 I-6),由一部分肌肉、一个或多个相关的关节以及包裹它们的筋

* CC,位于单关节肌肉肌外膜上一个小区域,与肌纤维收缩有关的力汇

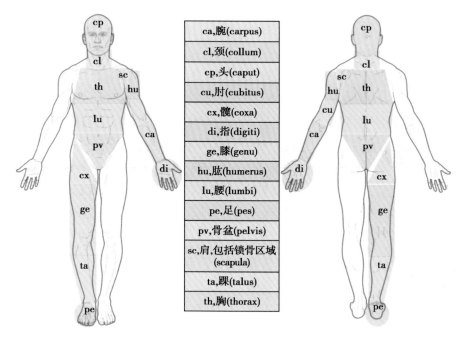

| ca,腕(carpus) |
| cl,颈(collum) |
| cp,头(caput) |
| cu,肘(cubitus) |
| cx,髋(coxa) |
| di,指(digiti) |
| ge,膝(genu) |
| hu,肱(humerus) |
| lu,腰(lumbi) |
| pe,足(pes) |
| pv,骨盆(pelvis) |
| sc,肩,包括锁骨区域(scapula) |
| ta,踝(talus) |
| th,胸(thorax) |

图 I-6 14个功能节段的组成部分:肌肉、一个或多个相关联的关节以及包裹它们的筋膜

聚于此。肌筋膜的张力能够在肌筋膜单元里汇聚于 CC,因为部分肌外膜在下层肌纤维上自由滑动,而部分连接着肌外膜深筋膜并通过肌间隔在骨头上形成一个锚点。

- 感知中心(center of perception,CP),位于关节囊、肌腱和韧带的交界区,当肌筋膜单位的肌纤维收缩时,该区域就会被拉紧。CP 是感知肌筋膜单位活动的地方。

肌内膜(包裹着每一条肌纤维)与肌束膜(包裹着肌纤维群)以及肌外膜(包裹着每一块肌肉且与深筋膜形成连续性)的连续性能够保证所有这些张力在运动过程中相互协调。理论上,如果在 CC 区筋膜内胶原纤维之间的滑动受阻,那么在 CP 区可以感受到疼痛。

由于运动通常是多方向性的,在深筋膜其他小区域,我们找到了称为融合中心(center of fusion,CF)的区域。融合中心用来控制两个平面之间的运动,也控制着临近节段不同方向的运动。融合中心主要位于支持带和关节周围,融合中心是通过连接纵向胶原纤维所形成的肌筋膜对角链,和斜向胶原纤维所形成肌筋膜螺旋链连接的。

临床上,Stecco 先生注意到,筋膜在这些张力的交汇点上通常会发生明显的改变,称为"致密化"(图 I-7),这些致密化与筋膜的纤维化不同(Pavan et al,2014)。他观察到针对这些小致密化区域通过施加深度的摩擦力,在 CP 上的疼痛会明显减轻,也能很快地恢复正常运动。

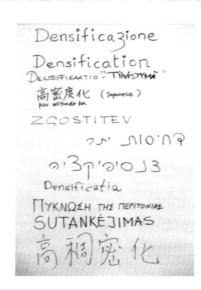

图 I-7 在 2012 年,来自不同国家的从业者们把致密化翻译成不同的语言

解剖发现以及可能的生理机制

Carla Stecco 教授的研究表明,深筋膜由多层胶原纤维束组成,中间穿插着弹性纤维,层与层之间由疏松结缔组织隔开,从而允许层间滑动。此外,每个相邻的胶原纤维层在不同的方向上排列,形成一个腱膜型的结构。在小腿和胸腰筋膜,相邻层纤维的夹角大概是80°(Benetazzo et al,2011)。作为一个整体,这种类型的结构允许一定程度的拉伸加上回弹能力,并保证筋膜对负荷的反应根据方向而变化(Stecco C et al,2009)。

虽然双关节肌纤维将两个节段连接在一起,但 Luigi Stecco 先生在仔细阅读解剖学文献的时候注意到,大部分的肌肉也有纤维直接嵌入深筋膜,这个节段的深筋膜与其毗邻节段的深筋膜相连接,然而,这些被详细记录的肌筋膜连接至今未被确认其功能性的作用。解剖的详细研究表明了在身体的不同节段有重要的肌筋膜连接（Stecco C et al，2008；Stecco A et al，2009），证实了相邻节段的深筋膜连续性，并与双关节肌纤维一起，为肌筋膜序列链提供了解剖基础。

导致筋膜疼痛的潜在原因是筋膜的神经分布。L Stecco 最初假设了筋膜是受神经支配的组织，历史研究表明确实有很多游离末梢神经，以及一些帕西尼小体和鲁菲尼小体分布于深筋膜（Stecco C et al，2006；2008；Tesarz et al，2011）。

此外，通过肌梭的结缔组织囊，肌梭的活动和筋膜之间有着重要的相互作用（Stecco L，2016）。肌梭和肌纤维是平行的，它们在肌外膜汇聚，保证了其间的滑动性。它们的囊附着在肌外膜上，这使它们能够适应梭内肌纤维收缩而产生的拉伸。Stecco 先生提出，这个连续性确保了这种拉伸能通过 γ-α 循环激活运动单元，支配参与特定运动方向的梭外肌纤维。

因此，Stecco 先生假设筋膜结构内异常的张力会改变肌梭的收缩方向，导致肌纤维不正常收缩和随后的关节运动失调，表明了在协调外周运动时筋膜的作用。

Stecco 内部功能障碍模型

L Stecco 先生针对内部筋膜的模型提供了这些筋膜在内部器官的生理学和病理学上以及它们与肌肉骨骼系统、浅筋膜、自主神经相互协作的全新的视角。这个模型是 FMID 的发展基础。

Stecco 先生把内部筋膜分为两种：①包裹性筋膜（investing fasciae），附着在内脏、血管和腺体上，也和器官壁有着紧密的联系；②嵌入性筋膜（insertional fasciae），形成一个特殊的区隔，提供了至关重要的空间用于分离脏器与外界环境及其他脏器（Stecco C et al，2017）。然而，嵌入性筋膜也以纵向和横向连接着不同的器官，并通过肠系膜和内部韧带在特定的点提供与躯干壁和肌筋膜的连接。

假设内部筋膜的弹性和生理张力是维持正常的内脏蠕动的基础条件，包括通畅的内部空间，在此空间内脏器都有很好的蠕动及移动。FMID 的方法针对处理躯干壁上小的、僵硬的区域能够潜在地影响内部筋膜的张力，从而影响自主神经功能。在包裹性筋膜上的壁内神经丛非常敏感，当脏器的大小改变时，它们传递信号给在嵌入性筋膜上的壁外神经节。嵌入性筋膜同样受躯干神经的支配，因此能够传递疼痛的信号。

再说一次，触诊是用来辨认僵硬的点。参考 FMID 的模型，在躯干壁上相关联的点也会被徒手治疗到其恢复生理弹性。治疗可能在肩和骨盆带的枢轴点和踝、足、腕、手的远端张力点上结束。这些点在运用 FMID 的时候和大多数肌骨系统的治疗时是一样的，但是相关联点和治疗的逻辑是不一样的。

L Stecco 先生肯定了 Jean-Pierre Barral 大量的工作，他也从其中获得了灵感（实际上，J-P Barral 先生给 Stecco

先生第一版内部功能障碍的书写了序言,这意味着认同是相互的)。然而,FMID 这个方法并不是直接作用于脏器的筋膜上,而是作用于它们的"容器"筋膜——躯干壁。因此,FMID 是间接作用在内部筋膜相关的躯干壁外关键区域上,而不是直接触及内脏和系统。这在某种程度上和针灸很像,针灸解决多数的内部功能障碍都是通过在躯干壁的浅筋膜和深筋膜上进行针刺而不是直接刺穿内部脏器的筋膜。

在医学检查排除任何内部病理学改变后,FMID 凸显出它的优势。内部功能障碍的症状包括异常的感觉,如腹胀、排便不规律、胃食管反流、咽部异物感和弥漫性的局部疼痛。

区别就在于是一个节段内的紊乱,还是整个结构,或是影响到了整个系统。

一个节段内的内部功能障碍

与肌骨系统的解释相似,关于 FMID,Stecco 介绍了一个概念称为脏器-筋膜单元(organ-fascial unit),它依赖于壁内自主神经和壁外神经节的正常活动来保持良好的蠕动。主体工程上相关的张拉结构能够解释由于内部脏器失调而引起的单一节段功能紊乱。FMID 的模型考虑了外在的体壁筋膜和张拉结构是相似的,在躯干内塑造了一个腔室且不需要对内部器官施加机械杠杆作用。同时,躯干壁有来自肠系膜和内部韧带(嵌入性筋膜)的接入点,身体的张拉结构既要能够适应外部压力,又要保证能给需要完成各种动作的肌骨系统

一个恰当的反应。

内部功能障碍相关的器官-筋膜序列

Stecco 先生定义器官结构是由单一脏器组成的,它们协同完成一项功能,并且通过嵌入性筋膜连接在一起。器官结构的功能失调会影响多个脏器-筋膜单元,通过嵌入性筋膜横向的连接对其他器官结构造成潜在的影响。

FMID 认为躯干有六个器官结构:
- 呼吸(包括颈部的喉咙和胸部的肺)
- 消化[包括腰(胃)和骨盆(肠)区域]
- 循环(包括心和血管)
- 泌尿(包括肾、膀胱、输尿管和尿道)
- 内分泌(包括内分泌腺,例如松果体、脑垂体、甲状腺、甲状旁腺、心包、肝、胰腺、肾上腺、卵巢和前列腺)
- 造血(包括骨髓、肝、胸腺、脾和淋巴结,这些都能产生血液中的细胞成分)

颅腔内有三个感受器器官结构:
- 视觉感受器(关系到视力和立体视觉)
- 力学感受器(关系到听力和姿势平衡)
- 化学感受器(关系到嗅觉和味觉)

器官结构的活动性取决于包裹性筋膜和嵌入性筋膜正常的紧绷状态,这些张力会被躯干和头部称为"锚索"的异常拉力和肢体的远端张力所改变。

器官结构也通过纵向内部筋膜序列彼此相连而形成器官-筋膜序列(apparatus-fascial sequences），每一个器官-筋膜序列由若干个不同的脏器-筋膜单元组成，它通过同步壁外神经丛的活动来协调不同脏器筋膜单元的运动。

系统的内部功能障碍

在 FMID 的概念中，系统是以相似的方式组织起来并延展到整个身体的各个部分的组合。

Stecco 定义三个系统：

1. 皮肤-热调节系统
2. 淋巴-免疫系统
3. 脂肪-代谢系统

他为每一个系统分配了一个包含浅筋膜在内且连接到真皮的外部结构，以及一个内部结构。

系统不通过拉伸起作用，因为它们连接着的浅筋膜，是一个更具弹性的结构。相反，它们通过自主传入和传出的椎前神经节和椎旁神经节来交流，它们的作用是通过触发应激反应来维持身体内部功能和所有外部干扰之间的稳态。

还有第四种系统——心理系统，关系到人的情感因素。心理源性的功能障碍可以是心理-身体或者身体-心理，这取决于哪个组织的变化在先，治疗直接针对浅筋膜或肌筋膜。

对于系统性的功能障碍，在淋巴系统上提到了独特的手法，用于调动脂肪组织系统，并能将外周神经从局部致密的筋膜组织中松解出来。

评估流程

在 FM 中运用的评估流程遵从科学的方法，包括观察、测量和假设的制订、测试和修改。所有受过完整基础培训的从业者都能够对 FM 的模型以及相关的禁忌证很熟悉。举个例子，使用 FM 方法的禁忌证包括：正在发热，近期有血栓的形成以及治疗区域皮肤性状改变。

治疗师们在使用 FM 的方法时有一张特殊的评估表（图 I -8）用于对筋膜功能障碍的分析。这个表格的编辑采用标准的缩写，也包含了主被动测试。

主观评估

主观检查，或者问诊，包含以下信息：

- 年龄、职业和运动。
- 症状的部位，症状持续时长，疼痛的口述分级评分（verbal rating scale, VRS）（满分 10 分），疼痛/紊乱的特点，任何已知的和主诉障碍相关的疼痛动作，以及任何伴随的功能障碍。
- 既往的肌肉骨骼功能障碍。注意：现在无症状。
- 四肢远端的症状，既往的手术史或骨折史，内部功能障碍，以及总体健康状况。

为了提出一个假设，要特别注意与功能障碍相关的主要原因，发生时间顺序或者成因。主观评估可能提出关于主要肌肉骨骼功能障碍或者主要内部功能障碍失调的假设，这能引导治疗师们用合适的方法客观评估及治疗。

N°	节段	位置	症状例	起始日期(急救-1)	自发/损伤	VRS评分	发作性/持续性	疼痛模式	
疼痛部位									
伴随疼痛									名:
末端	头								
	手								姓:
	足								
疼痛史				调查:					生日:
				药物:					
手术史				内部功能障碍:					职业:
外伤骨折				姿势:					运动:

假设	A	D	(左)矢状面(右)		(左)冠状面(右)		(左)水平面(右)		其他动作							
动作检查			节段	向前	向后	向内	向外	内旋	外旋								
										前-内		后-外		后-内		前-外
										左	右	左	右	左	右	左 右
触诊																
									结果		现在					
											第二次治疗					

图Ⅰ-8　关于 FM 在临床推理及评估过程当中所用的特殊方法的评估表。HYP,假设;Pa Conc,伴随性疼痛;Pa Prev,疼痛史;SiPa,疼痛部位

针对肌肉骨骼功能障碍的客观评估和治疗步骤

如果假设表明了主要是肌肉骨骼功能障碍,那么要考虑到张力代偿从身体的一个节段扩散到另一个临近的节段。通过包括标准动作测试在内的客观评估来选择两个到三个有潜在功能障碍的身体节段。这些动作测试的目的是测试一个节段的动作在三个平面上的活动范围、力量以及是否疼痛。

下一步是在所选节段的 CC 点和 CF 点上做对比触诊。对比触诊是为了确定这些点在深筋膜上关键区域的致密形态。一旦治疗师在"筋膜结构"里确认了致密化(可以是一个平面,一条肌筋膜对角链或一条肌筋膜螺旋链),那么此次治疗就针对这个结构。治疗师用深层摩擦的方法针对该结构内致密化的区域进行治疗。谨记:张力平衡要么在一个平面内,要么和相邻节段内的 CF 点有关系(可以是肌筋膜对角链,也可以是肌筋膜螺旋链)。

考虑到深筋膜在肌肉骨骼功能障碍和肌筋膜疼痛中的作用,治疗的目的是通过引起这些组织层上透明质酸成分的连锁反应来调整筋膜内疏松结缔组织层的细胞外基质,使组织形状从凝胶状(固态)变成溶胶状(液态)。深层斜向滑动的摩擦力是影响筋膜周围透

明质酸流动的更好的手法（Roman et al，2013）。

在治疗前客观评估标准动作测试中发现的任何错误动作，都能在治疗后再次测试，以评估治疗效果。

内部功能障碍的客观评估及治疗步骤

如果通过患者的主诉，假设是内部功能障碍，治疗师应该参考 Stecco 先生的 FMID 生物力学模型。在运用 FMID 时，动作测试也一样要执行，但是更多要着重于张拉结构、锚索和浅筋膜象限的触诊，目的是明确是器官-筋膜单元、脏器-筋膜序列，还是系统问题。在器官-筋膜单元和脏器-筋膜序列的紊乱中，治疗师能够辨认出 CC 点和 CF 点（与肌肉骨骼功能障碍所使用的点相同）性状的改变，这些改变能潜在影响内部器官的活动性和与器官结构的互动。这些点不仅主要位于躯干壁、头部、肩带和骨盆带，还位于肢体远端节段。当系统出现功能障碍时，浅筋膜象限会是主要的治疗对象，通过治疗浅筋膜改善淋巴回流能力、脂肪代谢能力以及周围神经的卡压。

临床专业知识在循证实践模式中的重要性

循证实践（evidenced-based practice，EBP）是循证医学（evidence-based medicine，EBM）的产物，对于临床工作来说至关重要。然而，临床经验和专业知识是最初循证实践/循证医学概念的

重要方面，这一点常常被忽视。实际上，循证医学的三剑客基于临床专业知识，患者价值观与偏好和现有的研究成果，每方面都同等重要（图 I -9）。

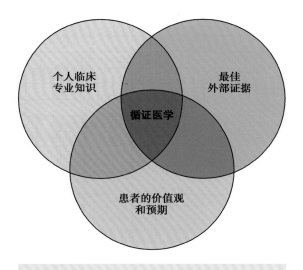

图 I -9 循证医学的三大要素集合

并不是所有从业者都在独立进行临床研究。不过，他们能够去辨别患者所需和偏好。最合理的决定是从患者身上得来的，而不是从期刊或书上（Herbert et al，2001）。在最好的循证实践模型中，关于治疗效果的证据（或者诊断测试或预后的准确性）可以作为临床决定的参考，但不主导临床决策。治疗师必须在他们个人临床经验的基础上，在为患者进行个性化治疗的时候运用这些研究结果。

循证实践最重视的部分就是发表研究结果，但是，作为 20 世纪 90 年代循证医学模型的主要推动者之一，D L Sackett（Sackett et al，1996）指出："外部临床证据可以指导临床，但绝不能取代个人临床专业知识，正是这些专业

知识决定了外部证据是否适合用于某位患者,如果适用,应如何将其纳入临床决策。"

让一位知名的专家把一个新模型整合到工作当中是一个挑战,但这也是临床医务工作者为给患者现有的最佳治疗应尽的义务。随机试验或随机试验的系统综述被认为是最重要的证据,然而,如果一个专业人员学习了目前尚未完全研究透彻但可以在临床应用上产生稳定效果的新方法,会发生什么呢?负责任的实践者必须在无害的框架内工作,但是新的模型可以提供新的视角。

在解剖学当中,筋膜尽管一直存在,但仍然是罕为人知的。尽管肌筋膜和内脏筋膜在解剖学、生理学和徒手治疗学上受到重视,有临床证据的高质量出版物的总数仍然有限。这本书里的案例提出了徒手治疗专业的专家们关于他们对两个模型的经验:①在肌肉骨骼系统当中,让肌筋膜发挥积极的作用;②解释了内脏筋膜和浅筋膜与肌肉骨骼系统、内部脏器、器官和自我平衡系统的相互联系。

参考文献

Barral J-P and Mercier P (1998) Manipolazione viscerale 1. Milan: Castello Editore.

Benetazzo L, Bizzego A, De Caro R, Frigo G, Guidolin D and Stecco C (2011) 3D reconstruction of the crural and thoracolumbar fasciae. Surgical and Radiologic Anatomy 33 (10)855–862. doi:10.1007/s00276-010-0757-7.

Coquillat M (1995) L'osteopatia viscerale. Rome: Marrapese.

Herbert RD, Sherrington C, Maher C and Moseley AM (2001) Evidence-based practice: Imperfect but necessary. Physiotherapy Theory and Practice 17 (3)201–211. doi:10.1080/095939801317077650

Pavan PG, Stecco A, Stern R and Stecco C (2014) Painful connections: Densification versus fibrosis of fascia. Current Pain and Headache Reports 18 (8) 441. doi: 10.1007/s11916-014-0441-4.

Roman M, Chaudhry H, Bukiet B, Stecco A and Findley TW (2013) Mathematical analysis of the flow of hyaluronic acid around fascia during manual therapy motions. Journal of the American Osteopathic Association 113 (8) 600–610. doi: 10.7556/jaoa.2013.021.

Sackett DL, Rosenberg WMC, Muir Gray JA, Haynes RB and Scott Richardson W (1996)

Evidence based medicine: What it is and what it isn't. BMJ 312 71–72.

Stecco A, Macchi V, Stecco C, Porzionato A, Ann Day J, Delmas V and De Caro R (2009) Anatomical study of myofascial continuity in the anterior region of the upper limb. Journal of Bodywork and Movement Therapies 13 (1) 53–62.

Stecco A, Stern R, Fantoni I, De Caro R and Stecco C (2016) Fascial disorders: Implications for treatment. PM & R 8 (2) 161–168. doi: 10.1016/j.pmrj.2015.06.006.

Stecco C (2015) Functional atlas of the human fascial system. Edinburgh: Churchill Livingstone, Elsevier.

Stecco C, Porzionato A, Macchi V, Tiengo C, Parenti A, Aldegheri R, Delmas V and De Caro R (2006) A histological study of the deep fascia of the upper limb. Italian Journal of Anatomy and Embryology 111 (2) 105–110.

Stecco C, Porzionato A, Lancerotto L, Stecco A, Macchi V, Day JA and De Caro R (2008) Histological study of the deep fasciae of the limbs. Journal of Bodywork and Movement Therapies 12 (3) 225–230.

Stecco C, Pavan PG, Porzionato A, Macchi V, Lancerotto L, Carniel EL, Natali AN and De Caro R (2009) Mechanics of crural fascia:

From anatomy to constitutive modelling. Surgical and Radiologic Anatomy 31 523–529.

Stecco C, Sfriso MM, Porzionato A, Rambaldo A, Albertin G, Macchi V and De Caro R (2017) Microscopic anatomy of the visceral fasciae. Journal of Anatomy 231 (1) 121–128.

Stecco L (1987) Sequenze neuro-mio-fasciali e meridiani agopunturei. Arzignano: Molin.

Stecco L (1990) Il dolore e le sequenze neuro-mio-fasciali. Palermo: Nuova IPSA.

Stecco L (2004) Fascial manipulation for musculoskeletal pain. Padua: Piccin.

Stecco L (2016) Atlas of physiology of the muscular fascia. Padua: Piccin.

Stecco L and Stecco A (2016) Fascial manipulation for internal dysfunctions: Practical part. Padua: Piccin.

Stecco L and Stecco C (2009) Fascial manipulation: Practical part. Padua: Piccin.

Stecco L and Stecco C (2014) Fascial manipulation for internal dysfunctions. Padua: Piccin.

Tesarz J, Hoheisel U, Wiedenhöfer B and Mense S (2011) Sensory innervation of the thoracolumbar fascia in rats and humans. Neuroscience 194 302–308.

目　　录

第一篇 肌肉骨骼功能障碍

本篇包含5章,涉及肌肉骨骼功能障碍的治疗。根据 L Stecco 的理论,这种类型的功能障碍是由于深筋膜致密化引起的,分为腱筋膜型和肌筋膜型。Stecco 假设这些筋膜的改变会影响肌梭和高尔基体腱器官活动,影响外周运动协调,导致张力的代偿和代偿运动模式。当功能上产生张力失代偿的时候,便出现肌筋膜和关节的疼痛,并逐渐加重。在这5章中,作者参考了 Stecco 的肌肉骨骼功能障碍生物力学模型,以追溯每个个案中张力代偿的起源。

女运动员下腰背痛的治疗

Mirco Branchini,意大利

编者评论

　　作者于 1995 年参加了 L Stecco 在意大利博洛尼亚的第一门课程——"神经连接手法"。随着时间的推移,这门课程逐渐发展成为 Stecco 筋膜手法。这里详细介绍了如何通过单次筋膜手法为一名半职业排球运动员缓解下腰背痛的病例报告。肌筋膜序列的运动测试被用来分析错误的运动和不稳定性。这些测试不同于针对单一节段的运动测试,因为它们包括在六个方向,三个空间平面上施加的一系列等长负荷(参见术语:运动方向),这使得治疗师可以同时测试所有躯干和/或四肢。作者描述了这些运动测试的结果如何影响其临床推理过程,以及如何通过触诊来确定或修改推理过程,最终选择特定的筋膜点进行治疗。最后讨论的重点是 Stecco 提出的筋膜生物力学模型,物理治疗师在应用该方法时必须加以考虑。

作者背景

　　我是一名物理治疗师,1992 年于意大利博洛尼亚大学的物理治疗学院毕业,并于 2006 年获得佛罗伦萨大学硕士学位。一直在公共卫生机构(医院和卫生中心)工作,治疗各种成人急慢性疾病,包括骨科、风湿病和神经方面。作为研究生教育的一部分,我已经完成整体姿势再教育(1992)、McKenzie(1997)、Bobath(2000)和 Stecco 筋膜手法的课程。并参加了 L Stecco 于 1995 年在意大利开设的第一门课程,随后几年又参加了许多其他课程。自 1997 年以来,我一直是博洛尼亚大学物理治疗学位课程的授课老师,教授周围神经系统的康复以及一门选修课——Stecco 筋膜手法入门。并在 2007 年担任该学位课程的教学协调员。

Stecco 筋膜手法的经验

　　当我在 1995 年参加 L Stecco 的第一次课程时,我立刻意识到这个概念是为我量身定做的。Stecco 筋膜手法有三个特征我非常喜欢。第一个是生物力学模型,因为它考虑了筋膜与肌纤维的关系,这很容易解释功能解剖学,也解释了为什么所有的运动都应该用肌筋膜单元来解释。运动系统的基本单位是肌筋膜单元,而不是肌肉。由 Stecco 提出的功能解剖学解释了全身肌筋膜系统如何工作以确保全身的稳定和张力平衡。

　　其次,我喜欢 Stecco 筋膜手法程序来评估患者的方式。由于肌筋膜系统是一个完整的复杂结构,因此,所有患者的病史以及既往史会反映患者个人的张力失衡。然后，物理治疗师可以通过动作判定（MoVe）（包括简单的功能测试）和触诊判定（PaVe）（包括用手指和指关节检查肌筋膜组织）来客观地评估这种失衡。物理治疗师将根据既往病史收集的信息得出的假设与客观评估相结合，为每位患者制订个性化的治疗方案。

Stecco 筋膜手法第三个令我喜爱的方面是当我在筋膜组织上施加深层摩擦力时我可以用手来感知筋膜的状态。令人惊讶的是，在治疗过程中改善组织变得如此容易，并且随着组织平面更好地滑动，疼痛逐渐改善。

与大学生一起工作，我有机会开展许多有关 FM 的临床试验。我发现，对于这些大学生来说，学习 FM 非常简单易懂，并且他们治疗参加这些试验的所有受试者都能取得出色的效果，这不足为奇。

在我自己的临床实践中，我将 Stecco 筋膜手法作为我的首要方法，尤其是评估当前的损伤。这种研究疼痛和关节活动范围（ROM）的演绎逻辑方法使我能够分析患者的完整病史，以找出功能障碍的原因。

我知道，尽管 Stecco 筋膜手法大部分情况下是有效的，但物理治疗师还需要掌握其他技术来完成治疗。我发现经过 FM 治疗后，在接下来的治疗中关于肌肉和关节的治疗方法更容易操作，能够综合更多的治疗方法。尽管事实上这种类型的治疗最初会有些疼痛，但是一旦患者知道 Stecco 筋膜手法治疗

几乎可以立即减轻他们活动时的疼痛，他们通常会主动要求对已经发现的致密点进行治疗。

病例报告
关于女运动员下腰背痛的治疗

简介

E 是一位 26 岁的半职业排球运动员，患有右侧（right，rt）后外侧腰痛。疼痛已经持续了大约 4 个月，尽管疼痛发作与训练季开始之间存在关联，但是疼痛的开始并没有明确的原因。由于这种疼痛而无法继续比赛，E 被迫中断了 3 周的运动训练。在此期间，她接受了理疗和一些准备恢复训练的锻炼。虽然疼痛减轻了，但并没有完全消除，恢复排球训练的强度后，疼痛再次复发且较前明显加重。

第 1 次评估时，E 不能进行体育锻炼，一些日常活动也很受限，如长时间站立，从扶椅上站起来和侧卧睡觉，尤其是朝右侧睡觉。当疼痛明显加重时，也会牵涉到右腿的后外侧，最长可牵涉到大腿中部。在疼痛最明显时，视觉模拟评分（visual analog scale，VAS）为 8 分（10 分为满分，分数越大代表疼痛越剧烈）。在评估前一个月，腰椎核磁共振成像（MRI）显示出 L3-4 和 L4-5 水平的右侧椎间盘突出，腰椎轻度侧弯，右侧凸，腰椎前凸变平。E 目前正在吃止痛药。服用布洛芬 7~8 天后，效果并不显著，她所在俱乐部的

医生建议她开始服用可的松,但她决定在服用前等待我们的治疗效果,并在一位物理治疗师的监督下继续进行姿态练习。

该患者的既往病史包括双手指的几处创伤,但都很轻微。10个月前的一次排球比赛中,她左脚踝发生双踝开放骨折,虽然不需要手术,但她的脚踝打了30天的石膏。8年前也做过阑尾切除手术。没有其他肌肉骨骼的异常症状,当被问及是否有内脏功能障碍时,回答排便正常,最近的一项妇科检查也没有发现任何异常。

假设

根据上述信息,临床推理立即锁定软组织问题,原因如下:

- 在这个问题出现之前没有腰椎外伤的报告
- 椎间盘突出不太可能是导致下肢牵涉性痛症状的原因。即使椎间盘突出导致了下肢牵涉性痛,椎间盘突出的位置也无法与疼痛的后外侧分布有合理的关联
- 没有其他腰部关节受累的迹象
- 不存在内部功能障碍
- 以前的物理疗法主要集中在姿势控制和核心稳定性练习上,只能暂时缓解症状

因此,排除了红色和黄色预警之后,下一步就是提出假设。与往常一样,它涉及在E出现症状之前发生的两个已知的创伤事件:胫骨踝骨骨折和阑尾切除术。这两个事件都可能与呈现问题有关,因为:

- 手术位于当前疼痛部位附近
- 引起疼痛的大多数活动都涉及下肢,因此,左脚踝受累的可能性更大

因此,使用Stecco筋膜手法治疗被认为是适当的,并考虑了既往病例中提到的所有身体节段。

辨证论治

动作判定

动作判定(MoVe)采用肌筋膜序列测试(Stecco L & Stecco A,2017)。这些测试不同于个别节段的运动测试。他们允许治疗师同时测试所有的躯干部分和/或四肢。例如,测试躯干时,在三个空间平面(矢状面、冠状面和水平面)的六个运动方向上对头部施加一系列等距负荷。当治疗师施加静态力时,受试者必须同时保持各部分的稳定(图1-1)。如果受试者无法在一个或多个节段中保持稳定,或者疼痛出现,则认为该测试为阳性。在这种特殊情况下,可以站立或坐位进行这些测试(图1-2),使治疗师能够验证以前的左脚踝骨折是否与E的稳定性有关。实际上,如果试验发现站立比坐位痛感更强烈,便高度提示踝关节节段受损,治疗中应该包括这个节段(参见术语:运动方向)。

站立时序列测试重点:

- 冠状面:右侧外向运动序列抗阻等长收缩会导致右下肢疼痛以及左下肢的不稳定,而正常情况下应抵消治疗师施加的对侧力量;左侧(left,lt)侧方抗阻测试结果为阴性

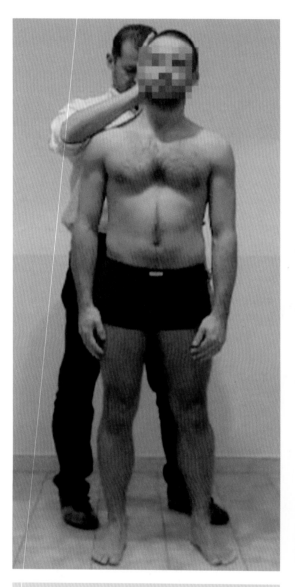

图1-1 站立序列测试。在这张照片中，物理治疗师在患者颞顶区域向头部的右侧施力，以刺激同一侧躯干的外侧肌筋膜单元或向外运动序列的参与。此外，受试者的抵抗力还应包括地面给患者左下肢的反作用力

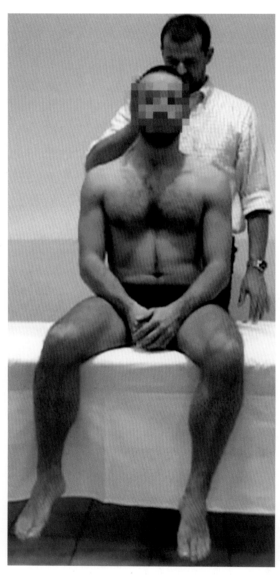

图1-2 坐位序列测试。该测试类似于站立测试。在这张照片中，应该注意的是，在没有与地面接触的情况下，受试者倾向于将下肢向右倾斜，这是被激活的一侧，以抵消物理治疗师施加的外力

- 矢状面:从后到前抗阻保持等长收缩,以测试导致右腰部疼痛的向后运动序列;从前到后抗阻保持等长收缩以测试向前运动牵引,能保持有效收缩,但在放松时,右腰区再次感觉到疼痛
- 水平面:测试右旋,再次出现右腰区的疼痛;与左侧内旋相比,右侧内旋测试明显较弱

坐位时序列测试重点:

- 冠状面:右侧向外运动序列抗阻等长收缩再现右腰痛;左侧向外运动序列的抗阻等长收缩无症状

- 矢状面:向后运动序列的抗阻等长收缩是无症状的,而对向前运动序列的测试与站立时的测试结果类似,同样是可以有效地保持抗阻收缩,但是在释放时,双侧(bilateral,bi)腰部区域有轻微的疼痛
- 水平面:测试外旋运动序列无症状;与站立测试相似,测试显示右侧的内旋运动序列明显要比左侧的内旋运动序列弱

动作判定(MoVe)的结果汇总在表1-1。

表 1-1						
	冠状面		矢状面		水平面	
动作判定	la rt	la lt	re	an	er	ir
序列测试-站位	lu re-la rt*** (左腿不稳定)	—	lu re-la rt**	lu re-la rt** 放松时	lu re-la rt**	lu an-la rt** (力量受限)
序列测试-坐位	lu rt**	—	—	lu re bi* 放松时	—	lu an-la rt** (力量受限)

在 FM 中,星号从 1(*)到 3(***)表示对测试期间再现的疼痛和/或虚弱的强度进行评级。

结果如下:

- 所有的运动平面都具有疼痛和不稳定的因素;因此,不能确定某一平面是否实际上比另一平面差
- 左下肢的受累在站立时比坐时测试的阳性结果更明显,特别是在进行右侧向外运动序列测试时,疼痛沿着右下肢转移,而左下肢无力抵消阻力
- 站立和坐位测试时,向右旋转时无力,表明腹部区域运动不协调,与阑尾切除术瘢痕有关
- 动作前的测试有一个有趣的结果,这在临床上是很常见的:当等长负荷被释放而前部放松时,测试是疼痛的。这种类型的反应可以解释为一种不协调的相互抑制的两个拮抗序列,向前和向后。换句话说,在激活向前运动前筋膜序列的过程中,逆行序列被抑制。然而,当运动放松时,为了避免身体前倾而快速地激活了逆行,导致了症状的出现

触诊判定

下一步是触诊判定。首先触诊腰椎节段的协调中心(center of coordination,CC）和融合中心（center of fusion,CF），因为这是主要症状所在。

骨盆（pelvis,pv）是第二个进行触诊的部位，因为它有手术瘢痕，并且是腰痛所指的部位。左侧踝关节（ta）是 E 病史中的另一节段，可能也是触诊的另一种选择。

触诊结果汇总见表 1-2。

表1-2																				
方向	an		re		la		me		er		ir		an-la		re-la		an-me		re-me	
节段	rt	lt	rt	lt	rt	lt	an	re	rt	lt	rt	lt	rt	lt	rt	lt	rt	lt	rt	lt
lu	*		**	*	**		*		*				*		**				*	
pv	**				***				**				*		*					

* 触诊疼痛。
** 与筋膜组织改变有关触诊疼痛。
*** 触诊的针刺样疼痛和/或与筋膜组织改变相关的牵涉痛。

触诊判定的目的始终是在需要治疗的筋膜结构（肌筋膜平面，对角线，螺旋线）上选择有性状变异的点位（致密化点）组合。

触诊判定结果需要进一步临床推理。

- 单一方向的点（CC）和多方向结合的点（CF）都涉及；但是，性状变异的 CF（an-la-pv rt 和 re-la-lu rt）无法清楚地识别是对角线或螺旋线
- 两个致密化的 CF 都位于右侧，这并不意味着包括左下肢踝（ta）节段的肌筋膜对角链的参与
- 尽管症状在单向性的日常活动（如从扶手椅上站起）中出现，并且在体育运动中症状加重，但没有明确的迹象表明 CC 比 CF 更严重
- 在所有平面上均发现组织改变，这证实了动作判定的结果

然而，在触诊判定时，在冠状面上似乎有许多性状发生改变的 CC 点，这与动作判定的结果相吻合。由于腰部的疼痛而无法偏向右侧睡刚好与冠状面体征吻合。因此，第一次治疗选择冠状面。

第 1 次治疗

冠状面（表 1-3）。

表1-3				
治疗点	la-lu rt	la-pv rt	an-la-pv 1 rt	me-ta-lt
在治疗过程中重现的症状	疼痛牵涉到骨盆后外侧区域	致密化迅速消除	剧烈的疼痛牵涉到后外侧腰椎区域	针刺样疼痛，明显的致密化

在治疗了右侧腰段 la 的协调中心（la-lu rt）后，动作判定显示症状略有改善。在对右侧腰段 la 进行治疗时疼痛复制到骨盆，于是接下来对右侧骨盆 la （la-pv rt）进行治疗，但是治疗后的动作判定显示没有明显的改善。由于症状和体征没有变化，我触诊了冠状面的其他点，包括骨盆前面和后面的 me-pv，左侧的 la-ta 和 me-ta。me-pv 点没有明显改变，然而左侧 la-ta 点改变且感到疼痛，me-ta lt 有更明显的致密化和疼痛（***）。再次触诊 la-pv rt 点，因为在筋膜手法生物力学模型的背景下，躯干的 an-la CF 可以被认为是前侧冠状面的协调元素（图 1-3）。an-la-pv 1 rt CF 尤其致密化，触诊此点时，疼痛牵延至腰后部区域。治疗这个点的时候非常痛苦，强烈的疼痛蔓延到周围的点和腰部区域，因为极度的疼痛，不得不在治疗中

间暂停几次。因此，治疗 an-la-pv 1 rt 与治疗 me-ta lt 交替进行。治疗这两个点需要对患者的体位进行一些调整，这也提供了适当停顿的机会，从而进一步缓解由疼痛导致肌肉收缩造成的体位紧张。

治疗后，这些点位的疼痛明显减轻，整个左下肢感觉轻松。再次触诊时，la-ta lt 不再致密。这种类型的筋膜问题会经常遇到（见"讨论"）。

结果

最终治疗后动作判定的阳性序列测试显示有显著改善，在进行抗阻测试时，疼痛消失，稳定性增强。只有对站

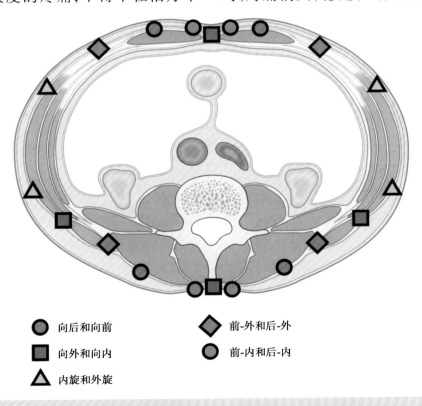

● 向后和向前　　◆ 前-外和后-外

■ 向外和向内　　● 前-内和后-内

▲ 内旋和外旋

图 1-3　腰部水平的躯干协调中心和融合中心。位置如图所示。对于这些点的特定位置，请阅读该方法创始人 L Stecco 的相关文章

立时 la 序列的测试显示出一些轻微的不稳定性。一般动作，如从扶手椅上站起来，VAS 为 1 分。

E 被建议在接下来的几天内避免身体负重，并逐渐恢复运动，她被告知说，治疗后的区域可能会在 3~4 天内酸痛。

原计划 1 周后进行第 2 次治疗，但被 E 取消。因为她的症状进一步改善，并且她已经能够继续运动训练，没有感到疼痛。

讨论

这种治疗的结果突出了 Stecco 提出的与筋膜系统生物力学模型有关的一些关键点，物理治疗师在应用筋膜手法时应考虑以下方面：

1. 出现的症状没有直接或外伤的原因，则通常与以前的病史有关，可以从患者的病史中寻找。

2. 无论事件在时间上有多久或在病史中出现的人体部位有多远，我们身体的每个元素始终参与着涉及整个结构的交互作用。这不仅是一种考虑人的躯体不适的整体方法，在许多其他技术中，这几乎可以被认为是一种"哲学"，而且它是人体力学的真正要求，因为它试图补偿张力以确保最佳功能。

3. 涉及肌筋膜因素的张力补偿并非偶然。它们符合生物力学定律和动力学的逻辑（Stecco L & Stecco A，2017）。特别是对于每个动作，都会有一个相等且相反反应。几乎可以肯定的是，当运动平面的某个元素发生变化时，同一平面上存在另一个元素在相反方向上作用，这将进行补偿，以重建正确的张力平衡。

4. 恢复拮抗肌之间的张力平衡是每个手法治疗的主要目标之一。本病例报告论证了肌筋膜序列间拮抗活性的逻辑。通过 FM 生物力学模型，我们可以追溯到功能失调的肌筋膜元件，恢复它们正确的生理状态。

5. 运动和触诊证实常呈现连贯的迹象。治疗不能完全基于触诊。必须考虑在最原始的病史中收集的所有信息。尽管代偿的上行或下行可能会产生误导，但筋膜手法中的运动和触诊判定相结合的方法可以协助阐明过去和目前症状之间的张力代偿的方向。

6. 强烈建议如果某个点位痛感明显，则可以暂停治疗，如在本病例报告中所述的治疗过程中发生的那样。通过静止的压力来取代深层摩擦，中断治疗几秒钟，甚至在这些暂停过程中移动到另一点，都是可以用来减少治疗过程中不适感的策略。同时，组织开始对初始刺激作出反应，这会增加局部温度。这种反应可能会改变筋膜层之间疏松结缔组织的细胞外基质（ECM）的机械性能，大概是通过在细胞外基质（ECM）透明质酸中引起反应（Pavan et al，2014）。我们可以利用这种生理反应来减少治疗时间和患者的不适。

7. 在这个病例中，最初被认为是致密化的协调中心（la-ta lt）在治疗极为致密的拮抗肌 CC（me-ta lt）后恢复，该拮抗肌 CC 位于内侧筋膜。虽然很难从神经生理学角度解释这种反应，但这是在 FM 治疗期间经常发生的现象,这表明 FM 可能是一种反射疗法。尽管如此,如果我们考虑拮抗肌筋膜结构对同一节段内的张力的相互影响,一个节段的改变需要相应的拮抗肌筋膜结构具有相同和相反反应似乎是合理的。一旦治疗解决了组织的变化,然后在去掉这个刺激后,拮抗元素可以自动恢复,无须进一步治疗。

8. 虽然本章所讲的治疗方法并不包括所有功能障碍的治疗,但物理治疗师应谨记,筋膜组织之间的相互作用并不局限于肌肉骨骼的张力元素。它们通过解剖的连续性,还包括这些元素与内部筋膜和器官之间的张力相互关系。特别是,躯干的筋膜是内脏器官的一种"容器",嵌入性筋膜将内脏器官与肌肉骨骼系统连接起来(Stecco et al,2017)。因此,尽管症状表现为明显的肌肉骨骼特征,我们最初的病史应该包括具体的内部功能障碍问题(Stecco et al,2017)。

结论

本病例报告中所描述的远距离节段之间的相互作用在日常临床实践中非常常见,它也可以应用于其他节段和情况,如引起腕管综合征的肩周炎、车祸后下腰背痛等。在许多情况下,研究都集中在有症状的部位,甚至可能由该部位的影像学检查(X 线、CT、MRI 或超声检查)来支持。因此,物理治疗师的触诊检查是非常重要的,但要知道检查的内容和部位。就像 L Stecco 喜欢说的一样:一只有知识/有技巧的手是强大的。

参考文献

Pavan PG, Stecco A, Stern R and Stecco C (2014) Painful connections: Densification versus fibrosis of fascia. Current Pain and Headache Reports 18 (8) 441. doi: 10.1007/s11916-014-0441-4.

Stecco L and Stecco A (2017) Manipolazione Fasciale® parte pratica – primo livello. Padua: Piccin.

Stecco C, Sfriso MM, Porzionato A, Rambaldo A, Albertin G, Macchi V and De Caro R (2017) Microscopic anatomy of the visceral fasciae. Journal of Anatomy 23 (1) 121–128.

2 从足部到对侧肩膀功能障碍的治疗

武井仁,日本

编者评论

本章提出三个不同的病例报告,涉及肌筋膜螺旋链融合中心的治疗。较浅层和中层的肌筋膜包括斜向排列的胶原纤维,它们被肌肉止端拉紧,负责复杂的运动,如螺旋运动,以及上下肢之间的连续性。这种斜行排列的筋膜和肌肉的结合形成了解剖学上可识别的筋膜螺旋,可以从单侧足部追溯到对侧肩膀。这些病例包括一名棒球手右前肩痛和左脚跖骨骨折史;一名慢性左肩屈曲受限的女性,有右脚踝反复扭伤病史;一名患有慢性疼痛,右肱骨头前下移位且先前曾左脚踝受伤的妇女。作者是东京都会大学(Tokyo Metropolitan University)物理治疗系的教授,他在 2011 年将 Stecco 筋膜手法引入日本。他讨论了治疗师要如何检查整个身体,考虑到筋膜序列、对角链和螺旋链,以扩大他们的治疗选择范围。

作者背景

1987 年我完成物理治疗师的学习,2002 年获得解剖学博士学位。2008 年我取得国际骨科物理治疗师联合会(IFOMPT)认可的骨科物理治疗师(OMPT)的资格。随后,我在 2012 年成为东京都会大学人文科学研究和健康科学学院物理治疗学系的教授。也就是在这个时候,我对 Stecco 筋膜手法产生了兴趣,在完成了 FM 三个等级的培训后,我在 2015 年获得了这种方法的一级和二级教师的资格。最近,出于对高尔夫的热爱,2016 年我获得了高尔夫物理治疗师官方教练的资格。

Stecco 筋膜手法的经验

我看到了 L Stecco 的英文出版物,特别是《肌骨疼痛的筋膜手法治疗》(2004)和《筋膜手法:实践部分》(Stecco L & Stecco C,2009),发现它们在治疗方法上非常有趣。然后,我将这些书籍翻译成日语。日文出版之后,我们收到了意大利的一项请求,C Stecco 教授将在日本举办为期一天的讲习班,对这种方法的理论基础进行解释并演示这种技术。我直接参与了组织该研讨会的工作,该研讨会于 2011 年 12 月举行,受到了众多参加者的好评。

随后,我前往意大利参加 2012 年 6 月在 Stecco 医疗中心举行的国际 I 阶课程。我于 2012 年 9 月回到意大利研修 II 阶课程,然后在 2013 年 9 月完成了 III 阶课程。III 阶课程的难度更大,于是我在 2015 年 9 月再次前往意大利重修这门课程。同时,我还把很多英文版

Stecco 的书翻译成日文。

在获得 OMPT 资格认证后，我运用多种软组织松动，关节松动和神经松动技术。然而，当我开始使用 FM 时，我发现使用这些方法的频率急剧下降。这是因为相比起 FM 的作用，拉伸和关节松动常常是不必要的。

有些时候，我仍然使用由美国理疗师 John F. Barnes（1990）研发的肌筋膜放松法，特别是针对那些对疼痛更敏感的人以及那些在治疗后第二天必须进行运动的运动员。

事实上，我经常使用 FM。自从学习了这种方法后，我的临床方法和推理能力发生了很大的变化。即使在我为 FM 举办介绍性研讨会时，也有许多治疗师向我咨询。在日本，筋膜方法总体上正在显著扩展，并且有很多想参加 FM 课程的同事在等待机会。

病例报告

现将介绍三个不同的病例，涉及肌筋膜螺旋链融合中心（center of fusion，CF）的治疗。肌筋膜螺旋链涉及深筋膜内的斜行纤维，可从一只脚追溯到对侧肩膀（Stecco L & Stecco C，2009）。

病例 1

简介

一名 21 岁的男子右前肩区出现疼痛，曾在小学、初中和高中时打过硬式棒球，并作为投手，在大学里每周打一次垒球。他被诊断为右肩上盂唇前-后向（SLAP）撕裂。他在另一家医院接受过小腿锻炼，锻炼达 6 个月，但病情并未改善。既往病史包括 6 年前他的左脚第三和第四跖骨骨折，他回忆说疼痛持续了大约 6 个月。他在 4 年前投球时也有右后肘部疼痛，在 1 年前投球加速阶段也有右前肩疼痛。

临床推理

从应力性骨折延伸至左侧第三和第四跖骨的疼痛持续了 6 个月，据推测这种疼痛使患者在引臂投球和手臂加速阶段无法正确地用左脚负重。这可能会阻止他将右肘抬高到连接左右肩膀的线上方（图 2-1），从而导致右肘疼痛，并逐渐累及右肩的前部。

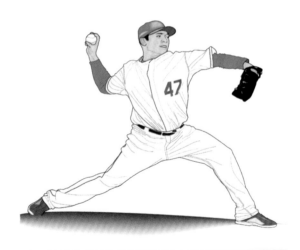

图 2-1　不正确的投掷方式，肘部低于肩部或连接两个肩峰的线

辨证论治

恐惧测试（骨科常用的测试方法）是一种可靠的用于评估肩关节完整性

或检查不稳定性的骨科测试（Kumar et al，2015），它凸显了右肩屈曲和外旋时的疼痛，同时有肩内旋的力量减弱。根据筋膜手法（fascial manipulation，FM）进行的触诊判定（PaVe）显示：左侧的 re-la-pe 和右侧的 re-la-cu 区域疼痛的 VAS 为 8 分。除此之外，右侧的 an-me-sc 和 an-me-hu 区域 VAS 为 6 分，如 L Stecco 和 C Stecco（2009）所述，说明牵连到了后外侧（re-la）肌筋膜螺旋链（图2-2）。

这些研究表明功能障碍以一种上行性代偿的方式从左侧脚趾，以及从右侧肘部延伸至右侧肩部。

治疗

后外侧螺旋链（表 2-1）。

治疗后的动作判定显示，在治疗了左侧 re-la-pe 的 CF 点约 4min 后，疼痛得到缓解，右肩的内旋力量得到改善。随后，对右侧 re-la-cu、右侧 an-me-sc 和右侧 an-me-hu 三个 CF 点的治疗增加了外旋的范围，并进一步提高了肩膀内旋肌的强度。

讨论

有趣的是，在这个治疗中，在治疗左侧 re-la-pe CF 点约 4min 后，立即观察到右肩内旋力量的改善。在 FM 中，为了验证最初的假设，通常从一个与病史相关的远点开始治疗。治疗后立即改善目前的问题，在这个案例中，肩膀屈曲度改善，这可以使治疗师确信他们决定的肌筋膜结构是一个恰当的选择。这种相当遥远的联系也可以通过分析

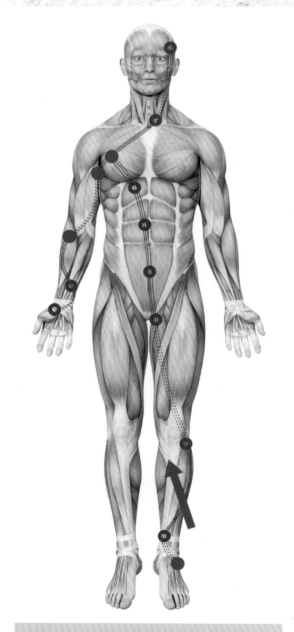

图 2-2 后外侧肌筋膜螺旋链起源于后外侧足（re-la-pe：足部红点），包括后外侧肘（re-la-cu：肘部红点）。红点代表病例 1 中治疗的 4 个位点

这个患者需要做的运动姿势来理解。当打棒球时，在投球的引臂投球和手臂加速阶段，右手投手必须将重量放在左腿上。在这两个运动阶段，当投掷一侧

表2-1	案例1			
治疗点：	re-la-pe lt	re-la-cu rt	an-me-sc rt	an-me-hu rt

的肘部都低于左右两个肩峰的连线时，就称为"低肘"，这是一种错误的投掷模式（Chalmers et al，2017）。这个错误经常发生是因为在投抛很多球之后开始产生疲劳。然而，在目前的情况下，低肘最可能是由于无法正确地将重量负载在左腿上，从而限制了肩关节在引臂投球时的外旋运动，并在肘关节上施加了额外的外翻力，从而引起肩关节疼痛。

患者已经进行了常规的肩袖肌群锻炼计划，但从未加入 FM 方法进行治疗。根据他既往病史以及投掷时的低肘，针对肌筋膜螺旋链的 FM 治疗是有效的。虽然诊断为右肩上盂唇前-后向（SLAP）撕裂，但从 FM 的角度来评估和治疗是很重要的，因为 FM 强调以前的损伤对现在症状的影响。

病例 2

简介

一名 22 岁的女性在过去的两年里，尽管没有任何直接的创伤或肩部扭伤，左肩部也无法进行超过 125°的屈曲。这个动作的被动的末端感觉是"空的"，意思是由于疼痛引起的保护性的肌肉痉挛阻止运动达到末端范围（ROM）。主诉左上肢束带上区疼痛，左胸背区疼痛，右胸腰段疼痛，左四指、五指麻木。既往病史（表2-2）包括右踝关节反复扭伤、双侧胫外疼痛综合征和双侧胫骨内侧应力综合征。此外，骨盆在右侧升高，并向后倾斜，并注意到右脚的内旋。

表2-2 病例 2 的相关既往病史。从 11 年前开始到第 1 次评估，将重大时间以年为单位列入一个时间表				
11 年	10 年	3 年	2.5 年	2 年
最初的右脚踝扭伤	严重的右踝扭伤	右踝扭伤	双侧胫前夹板	左肩关节屈曲受限：125°

临床推理

左胸、背部及右腰部疼痛提示累及的 CF 沿肌筋膜螺旋分布。这是因为肌筋膜螺旋从身体的一边传到另一边，沿着这些筋膜结构发展的张力补偿遵循这种对侧模式。此外，右踝关节反复扭伤被认为是躯干后侧疼痛的原因（表2-2），相反，因为肩膀屈曲会引起躯干后侧疼痛，因此患者在过去的两年中避免了这种运动。

辨证论治

动作判定强调肩部屈曲限制在125°，可以记录为 an-sc rt 125°。触诊判定，右侧 CF 点 an-me-pe 的 VAS 为 8 分。这个点位是一个沉默的 CF 点，意味着它位于当前无症状的区域。在触诊 re-la-ta、re-la-cx、re-la-pv 时，还注意到 VAS 上的剧烈疼痛评分为 6～8 分，右侧的 re-la-lu、re-la-th、re-la-sc 和左侧的 re-la-hu 代表着涉及了前-内（an-me）螺旋链的功能障碍，如 L Stecco 和 C Stecco（2009）所述，代表了前-内（an-me）螺旋链功能障碍（图 2-3）。这些结果也暗示了右踝关节功能障碍也影响着左侧肩关节。

左侧第四、第五指麻木可能与左侧 an-me-cu、re-la-ca 以及 an-me-di 的螺旋链有关。

治疗

前内螺旋链（表 2-3）。

由于加入了右侧 an-me-pe、re-la-ta、re-la-cx 的治疗，左侧肩屈曲的关节活动范围（ROM）增加到 150°。右侧 re-la-pv、re-la-lu 和左侧 re-la-th、re-la-sc、re-la-hu 的融合中心（CF）点的治疗进一步提高了左侧肩屈曲的关节活动范围（ROM）至 180°，VAS 从 8 分减少至 3 分以下。

然而，患者说她已经不知道该"如何"屈曲左肩，因为她已经两年无法做这个动作了。因此，她进行了恢复性锻炼以协调主动运动能力，且至今仍保持着改善后的活动度。

讨论

右踝关节反复扭伤、双侧胫外关节疼痛综合征和双侧胫骨内侧应力综合征似乎引起了向前运动序列和向内运动序列协调中心（center of coordination，CC）的上行性代偿感觉障碍。这些序

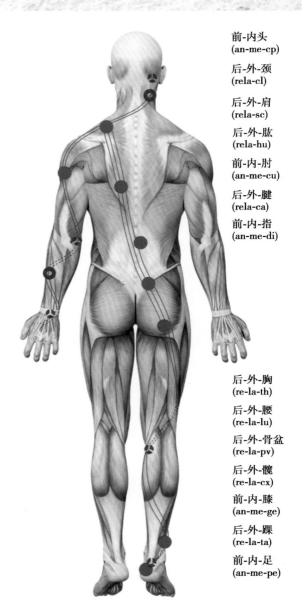

前-内头
(an-me-cp)

后-外-颈
(rela-cl)

后-外-肩
(rela-sc)

后-外-肱
(rela-hu)

前-内-肘
(an-me-cu)

后-外-腱
(rela-ca)

前-内-指
(an-me-di)

后-外-胸
(re-la-th)

后-外-腰
(re-la-lu)

后-外-骨盆
(re-la-pv)

后-外-髋
(re-la-cx)

前-内-膝
(an-me-ge)

后-外-踝
(re-la-ta)

前-内-足
(an-me-pe)

图 2-3 前内肌筋膜螺旋链起源于前-内-足（an-me-pe：脚上的红点）。其他红点代表病例 2 中处理过的点

列可能相互交织或结合，导致起源于融合中心点 an-me-pe 的肌筋膜螺旋链功能障碍。结果导致胸腰椎，胸部，和背部区域的疼痛和紧张。左肩关节的屈曲被限制是因为当她尝试做这个动作时，躯干右后侧的疼痛很快会出现。

表2-3 案例2				
治疗点：	an-me-pe rt	re-la-ta rt	re-la-cx rt	re-la-pv rt
	re-la-lu rt	re-la-th lt	re-la-sc lt	re-la-hu lt

应该注意的是，除了前部区域之外，后部区域的筋膜增密可能引起肩部屈曲损伤。

病例3

简介

一名48岁妇女两年前开始出现不适感，可能是右肱骨头前脱位和凹陷。实际上右肱骨头向前下方向移位。她主诉右肩前后两侧疼痛，同时伴有左耻骨区疼痛。既往病史包括4年前的一次车祸导致左脚踝受伤。除了左耻骨区域，她的腋窝区域和右上臂中部也有疼痛。

临床推理

患者曾在多家医院接受治疗约2年。这些治疗只针对肩部和周围区域，虽然这些治疗可以立即缓解症状，但症状通常会在次日出现。这表明功能障碍不是在肩关节，而是可能在肌筋膜结构内的功能障碍。这种情况表明左脚最初的功能障碍可能通过肌筋膜螺旋链或序列链的张力代偿扩散至对侧右肩，可能导致融合中心点的肌筋膜功能障碍。

辨证论治

动作判定强调了肩关节屈曲的关节活动度受限，被记录为右侧的an-sc 140°。此外，触诊判定发现疼痛很强烈，VAS从6分到8分，融合中心（CF）点的组织性状改变，包括了左侧的re-la-pe、an-me-ta、an-me-cx和右侧的an-me-th、an-me-sc。这些发现表明，通过站立和行走，功能障碍已经进展到包括左耻骨周围的组织，然后沿着后外侧肌筋膜螺旋的路径到达右肩，作为从左侧的re-la-pe CF延伸的张力代偿。

治疗

后-外螺旋链（图2-4；表2-4）。

表2-4 案例3			
治疗点：	re-la-pe lt	an-me-ta lt	re-la-ge lt
	an-me-cx lt	an-me-th rt	an-me-sc rt

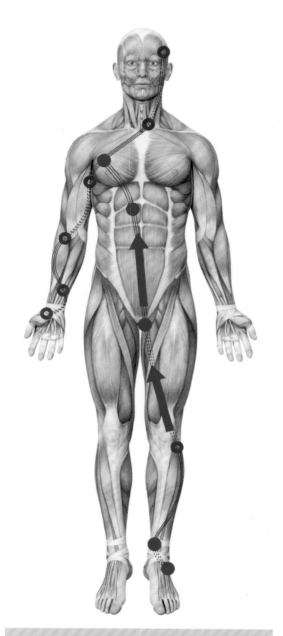

图 2-4　后外侧肌筋膜螺旋链起源于 re-la-pe（足部红点）。其他红点表示病例 3 中处理过的点

结果

治疗后，所有融合中心的疼痛的 VAS 降至 3 分。在第 2 次治疗中，患者说："过去无论我接受何种治疗，我总有种肩膀脱臼的感觉。但这一次，当我治疗后第二天醒来时，右肩脱臼的感觉消失了。我很惊讶。就好像我的肩膀恢复了一样。我太高兴了。"

讨论

参考 Stecco 提出的生物力学模型以及有关筋膜解剖学的知识（Stecco C，2015），可以分析这位女患者：由于患者在 4 年前左脚踝遭受了外伤，她无法正常地将负荷施加在左下肢上，这导致了在代偿性使用左内收肌的情况下步态的发展至臀髋部。内收肌肌筋膜功能障碍散在左侧腹直肌外侧，引起耻骨联合区伴随性疼痛。这种张力进一步延伸至右侧胸大肌在胸骨柄的汇入处，以及胸大肌胸小肌在肋骨的附着处。踝关节区域周围（左侧 re-la-pe、左侧 an-me-ta）和耻骨区域（内收肌起点处、左侧 an-me-cx）的致密化通常未被发现，仅在触诊时表现为敏感，使得这些点很容易被认为是潜在的或沉默的 CF 点。

患者在不同的医院接受了不同形式的治疗。然而，重点仅在肩膀和周围区域。仅注意肩部时考虑以下假设：肱骨头背侧的滑动能力下降是由于胸大肌、胸小肌、背阔肌的萎缩以及肩胛下肌的无力而导致的。胸椎小关节面的伸展能力下降，肋椎关节向下滑动功能下降和减弱,以及胸锁关节和肩锁关节的功能障碍。但是,由于对这些区域的治疗没有一个长久的缓解,因此这种假设被证明是无效的。

如果将 CC 和 CF 的概念纳入假设中,治疗的范围将会更广。基于患者的伴随症状以及既往病史可以对肌筋膜序列上性状改变的 CC 点和肌筋膜螺旋链上性状改变的 CF 点进行预测或作出假设,通过验证这些假设可以采取有效的治疗方法。

结论

治疗师对患者的全身检查是很重要的,要考虑到肌筋膜序列链、对角链和螺旋链。如果筋膜治疗后病理状态持续,可能需要进一步的检查和专业的知识和技能。请记住:作为治疗师,我们不仅要检查和治疗局部,还要检查和治疗整个身体。

参考文献

Barnes JF (1990) Myofascial release: The search for excellence – a comprehensive evaluatory and treatment approach. Paoli: Rehabilitation Services, Inc.

Chalmers PN, Wimmer MA, Verma NN, Cole BJ, Romeo AA, Cvetanovich GL and Pearl ML (2017) The relationship between pitching mechanics and injury: A review of current concepts. Sports Health 9 (3) 216–221. doi: 10.1177/1941738116686545.

Kumar K, Makandura M, Leong NJ, Gartner L, Lee CH, Ng DZ, Tan CH and Kumar VP (2015) Is the apprehension test sufficient for the diagnosis of anterior shoulder instability in young patients without magnetic resonance imaging (MRI)? Annals of the Academy of Medicine, Singapore 44 (5) 178–184.

Stecco C (2015) Functional atlas of the human fascial system. Edinburgh: Churchill Livingstone, Elsevier.

Stecco L (2004) Fascial manipulation for musculoskeletal pain. Padua: Piccin.

Stecco L and Stecco C (2009) Fascial manipulation: practical part. Padua: Piccin.

3

一位长期街头斗殴、职业拳击和越战参与者的治疗——复杂的案例

Stephen F. Oswald，美国

编者评论

严重的慢性疼痛患者对筋膜手法的反应通常相对较快，这表明虽然筋膜手法是一种应用于周围软组织的徒手技术，但它具有强大的中枢神经系统成分，这一点尚未得到充分解释。基于作者独特的背景，本章以一种让读者容易理解的方式来编写，介绍了一个复杂的慢性颈臂疼痛病例，伴有神经系统症状，还涉及先前的颈椎和尺神经松解手术以及以前的创伤和多次腹部手术留下的瘢痕。作者是一位经验丰富的整脊医生，他通过叙述细节来记录一个人的肌肉骨骼和生物-心理-社会史的时间顺序是如何影响治疗师在治疗时对筋膜结构的选择，以及这些选择背后的逐级临床推理过程。

作者背景

大约 40 年前，我在伊斯坦布尔的小巷和曲径深处，在一位手握草药的大师的指导下，开始了我的职业生涯。但是如果要回到美国实践他教给我的东西，我还需要一张执业执照。很巧

的是，一位来自美国的整脊治疗师博士对我很友好，用他的工作给予我鼓励，直到我回到了美国。经过近 6 年的研究生学习，我成为了一名整脊医生。在此期间我拒绝了一所著名医学院的全额奖学金邀请。32 年来，我在美国有两个办公室，一个在纽约市第五大道，另一个在北部地区。在那 25 年里，我在伊斯坦布尔的贫民区开了一家小诊所。我的患者包括精英运动员、音乐家、指挥家、华尔街人士，等等。我治疗的肌肉骨骼损伤类型包括所有不需要外科医生手术的疾病。在开始使用 Stecco 筋膜手法之前，我使用的软组织技术包括 Graston、触发点治疗、本体感受性神经肌肉促进、横向摩擦按摩以及我在工作过程中学会和领悟的其他方法。这些方法很多都颇有疗效。

Stecco 筋膜手法的经验

我第一次接触 FM 是通过 Warren Hammer 博士，他是一位有 50 多年经验的美式整脊医生，他不断学习，并通过教学和临床工作为人类健康做出了卓越的贡献。因此，6 年前，我参加了 Hammer 博士和 A Stecco 博士在纽约开设的课程。课程的内容很有难度。但

是,经过几次研讨会并在临床为过渡到这种技术做了很多努力之后,我认为我已经熟练掌握了。但事实上也许还没有百分之四十。

那么问题来了:为什么30多年着重于守护人们健康并且做得相当好的临床医生会选择越过重重困难去学习一项在难度上是首屈一指的技术呢?也许我应该把我的时间花在掌握斯瓦西里语上,我猜它应该没有那么难。简单地说,我几乎立刻对它产生了敬畏之情——敬畏一种我只能用"灵感"来形容的技术,但它是有科学基础的。如果你认为这种说法很矛盾,你只是不了解筋膜手法(fascial manipulation,FM)而已。

那么,这项技术和我在临床中发现和领悟的技术有什么不同呢?为什么我不选择把我的时间花在学习斯瓦西里语而选择这项技术?FM的复杂性和深度致使它非常微妙。我现在每天工作的大部分时间都处于一种"沉思"状态中,一种安静、高度集中的状态。它需要大量的注意力集中在这些改变了的组织的小区域,去感受释放,然后决定下一步的处理。一位患者曾说,她觉得这种治疗是一种相互的冥想。我认为它是准确的。在诊断阶段,它几乎完全忽视了症状区域(除了要排除不能用软组织技术治疗的危险信号和问题)。在治疗阶段,症状区域几乎从未得到治疗,这意味着它更多的是基于因果逻辑的,比我使用过的任何其他技术都要注重原因。这种方法有一定的科学基础,以Pintucci和同事的研究为例(2017),

显示了FM治疗肌腱撕裂的一些基本原理。而Stecco等学者的研究(2009)揭露了从肩膀至拇指的筋膜连续性及其与下层肌肉的连接,包括力学上和神经上的。它显著地改变了我检查、诊断和治疗患者的方式。所以,尽管我并不喜欢改变,但实际上已经很大程度上改变了我在过去30年里形成的习惯。

到今天为止,我参加过很多次研讨会,为什么呢?是为了能够紧跟当前的知识,微调自我能力吗?是的。但真正的乐趣是和一些我认为在这世界上,在过去的时间里非常小众的一部分人,被我称为"思想家"的人在一起。我还想加上一个修饰语——"充满激情的"。

自从我选择FM的工作,生活对我来说变得更加有挑战了。我得说声感谢。我现在接诊的患者症状比我过去30年所见过的任何患者的症状都要复杂。我有一个"有史以来最复杂的患者俱乐部",每周聚会一次。他们井井有条地派出侦察兵到不同的医生办公室接受治疗,然后返回总部报告。如果治疗成功了,总部就会尽可能多地派出他们最复杂的患者,每个星期都去那个办公室。

好了,下面是这个"俱乐部"里的一个好例子。

病例报告

一位长期街头斗殴、职业拳击和越战参与者的治疗。

简介

　　C 在他儿子的陪同下来到我的办公室。他是一个体格健壮、机智敏捷的 70 岁老人，讲述了他在布朗克斯的生活中很多有趣的故事。他也是一位非常热心的祖父。他是由一位针灸医师介绍给我的，该针灸医师也是 FM 认证的。C 的既往病史包括间断两次在越南当兵（累计为时 1 年的战争）、前职业拳击手和在纽约一个贫穷的街区参加过几十年的街头斗殴。1982 年，他中弹严重受伤，并因此接受了多次腹部手术（图 3-1）。

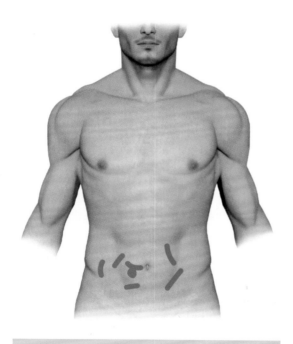

图 3-1　腹部区域的插图，突出的瘢痕（绿色）由多次腹部手术造成，手术目的是修复 1982 年在一次枪伤后造成的严重的结肠、胆囊、膀胱、肝脏和肺损伤

　　他的首要主诉是：左上背部疼痛和颈部疼痛，VAS 为 8～9 分，第一和第二

左手手指麻木，中度至重度，而第三指麻木程度较轻。这种疼痛开始于约 15 年前，是一种轻微的疼痛，但在 2016 年夏末显著增加，尽管联合应用了氢吗啡酮和氢可卡因（分别是吗啡和可卡因的衍生物）。他在 2016 年 9 月接受了外科手术。其中包括椎板切除，去除骨刺，C3-4、C4-5、C5-6 椎间盘切除。术后疼痛持续数周，短时间内减轻，然后恢复到术前水平。该患者来就诊前几周摔倒导致左肩受伤后，疼痛进一步加剧。当他接受了针灸治疗并规律用药，每天才得以有几个小时的疼痛完全缓解。疼痛大多数是由日常活动（ADL）和左侧卧睡眠引起的。患者进一步表示，长期服用药物对疼痛无明显改善，有时疼痛的 VAS 下降至 5 分。内脏功能障碍局限于便秘，而番泻叶（一种轻泻药）能明显缓解便秘。由于疼痛，患者除了步行外没有做任何额外的运动。

时间线

　　FM 评估的一个重要部分是记录过去重要的创伤。在这种情况下，重要的是指没有生理愈合或可能需要广泛固定的创伤。

　　C 既往严重的创伤包括：

- 20 世纪 60 年代后期：在越南执行作战任务，身体伤害相对较小。尽管如此，应激过度的躯体化反应可以导致基础肌肉紧张性增加（通常是上背部和颈部），造成以后的一系列问题。同时创伤后应激障碍（PTSD）相关的过度攻击性，导致了更多的街头斗殴以及可能的最终和可预见

的结果——枪击事件（Jakupcak et al, 2007）

- 1982 年：腹部遭枪击，造成严重的肌肉骨骼损伤，并对结肠、胆囊、肝脏和肺造成严重损害
- 1982~1983：多次腹部手术修复上述器官系统（图 3-1）
- 1987：左侧髌骨肌腱手术
- 1990：右侧髌骨肌腱手术
- 2016：颈椎间盘切除术、椎板切除术、骨刺去除及垫片插入：C3-4、C4-5、C5-6（图 3-2）
- 2016：左侧尺神经移位手术，修复延长颈椎手术中不正确放置左臂造成的损伤
- 2017：左肩着地受伤，疼痛程度随即

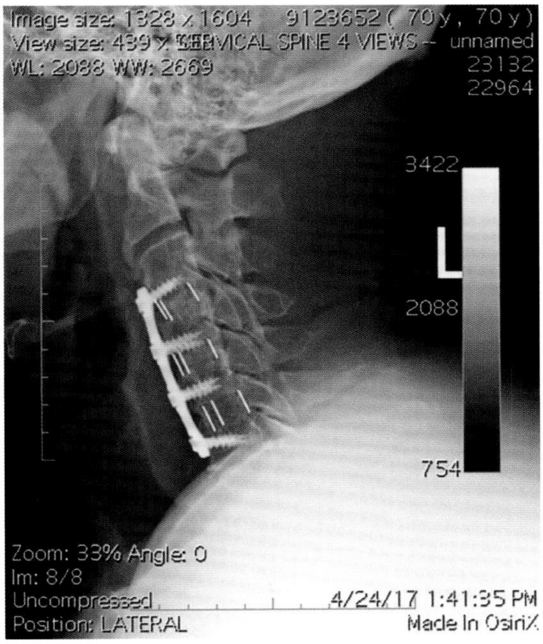

图 3-2　2016 年颈椎椎板切除术后 X 线片，手术包括：椎板切除、骨刺切除并在以下椎间隙插入垫片：C3-4、C4-5、C5-6

明显增加。咨询骨科医生，包括 X 线检查：无显著发现

在本例报告中，评估和治疗发生在两个不同的阶段。在第一阶段，肩胛节段被视为躯干的一部分。为什么不是作为一个肢体？原因很简单，这种疼痛开始于 15 年前肩部受到撞击。所以，假设肩膀只是一种恶化的因素。目前的症状不是由肩部撞击引起的。如果我从一开始就把肩胛节当成肢体，我肯定不会找到相关的节段。

临床推理

基于我所知道的情况，这些问题的缘由是什么？

如果在躺下的时候，左上背部和颈部的疼痛减轻了，我可以很有把握地假设疼痛来自上面，一种"下降"的疼痛源头，因为头部的重量很可能会引起下部区域的疼痛。然而，他没有出现这种情况。众所周知，损伤的时间越久，患者的身体需要代偿的时间就越长。此外，关于筋膜损伤，手术被认为是筋膜层最具潜在的破坏性事件之一。手术的危害性胜过反复的应激损伤、该区域的慢性压力以及几乎所有的创伤事件——可能除了遭受枪击以外。因此，结合这两件事，一个旧日的多次手术事件和枪击事件，我可以假设起源可能是从下到上，因此是"上行性"代偿起源：从腰部到颈部和上肢。因此，对于触诊判定（PaVe），我的决定是首先触诊腰段，因为它既位于问题区域（左上背部和颈部）之下，也是在枪伤和随后相关手术中受损最严重的部分。

为了识别一条线（肌筋膜序列、对角线或螺旋线），必须有两个点。触诊的第二节可能是症状节段。在这种情况下，肩胛骨和颈部组织的参与程度相等。因此，我对肩胛骨和颈部组织均进行了触诊。我还在第四部分进行了触诊判定，因为在其他节段中发现了大量致密化。

第一阶段

动作判定

选择颈部（cl）和肘部（cu）的动作判定进行评估。双侧颈部侧屈（la-cl）会诱发左侧疼痛，而右侧屈会诱发相比左侧更明显的疼痛，以及向右侧屈的幅度相比左侧少（实质上，如果参照运动，动作判定（MoVe）结果是向左侧屈为阳性，如果参照疼痛，动作判定结果是向右侧屈为阳性）。

触诊判定

触诊判定是整个检查过程中最重要的部分，对腰节段、颈部和肩胛节段的触诊突出显示了水平面最为严重，其次是左侧的 re-me 对角链。

第 1 次治疗

水平面（表 3-1）。

表 3-1　第 1 次治疗					
治疗点	er-sc lt	er-sc rt	ir-th lt	ir-th rt	ir-hu rt

我向患者解释说，第二天他可能会在接受治疗的部位出现症状加重或压痛（见"讨论"）。

第 2 次治疗

水平面（表 3-2）。

表 3-2　第 2 次治疗					
治疗点	ir-sc lt & rt	ir-th lt & rt	er-cl lt & rt	er-lu lt	re-me-th 1,2 lt

第 1 次治疗后的状态：第二天，很痛。在治疗后的最后 7 天里，有一天真的很好，特别是左上背部得到了很大的缓解：VAS 为 3 分。但手指痛没有改善。虽然夜间的疼痛有所减轻，但是仍不舒服，影响睡眠。

继续治疗水平面，胸段增加融合中心（表 3-2）。

补充：Graston 技术左侧横韧带松解，骶枕部技术（SOT）治疗骶髂关节阻塞。

第 3 次治疗：这次做了一个有趣的实验（表 3-3）

第 2 次治疗后状态：左手手指麻木情况改善，退步，又再次改善。左侧颈部以及上背部：治疗后得到改善，3 天无严重疼痛，但夜间仍疼痛。

我邀请了针灸治疗师来治疗我此次所选择的协调中心（表 3-3）。

表 3-3　第 3 次治疗						
治疗点	er-th lt	er-lu lt	er-lu rt	ir-lu lt	ir-lu rt	ir-cl lt

实验方法及结果：针灸师对穴位进行多次拈转提插治疗。最后留针 15min。治疗方案包括耳穴。取下针后，我发现 6 个点中的 3 个已经完全溶解，剩下的 3 个点部分溶解。然后完成工作，溶解剩余的致密化，再次加入 SOT Ⅱ，继续释放锁定的骶髂关节。

第 4 次治疗（表 3-4）

上次治疗后状态：均有所改善。左手及左外上髁：疼痛明显减轻。左上背部：VAS 由 8 分下降至 5 分。睡眠时的疼痛仍然上下波动，但现在偶尔有夜间无痛的现象。

表 3-4　第 4 次治疗						
治疗点	er-sc lt	er-cp 3 lt & rt	er-cl lt & rt	er-th rt	re-la-th rt	re-la-lu rt（放射到手腕）	an-me-th lt

注意：er-sc 这个点的治疗总是反复呈现致密化，在之前的几次治疗并没有完全松解开。

第 5 次治疗（表 3-5）

第 4 次治疗后情况："神经疼痛"（即左上背部疼痛或主诉疼痛）减轻。在没有增加药物的情况下，白天没有严重的疼痛。前肩痛：直到今天早上才停止针灸治疗，然后疼痛复发。从第 1 次治疗到最近左手腕都很好，可是疼痛复发，但程度要低得多。睡眠连续性得到显著改善。整形外科医生、颈部专科医生，都说没有必要做手术，所有的"硬件"都已恢复到位。

补充：调整左侧颞颌关节，改善腕部生物力学。

注：在本次治疗中，我将治疗延长至左上肢。

第 6 次治疗螺旋（表 3-6）

第 5 次治疗后的结果：自治疗开始，日间疼痛仍有明显改善（每次 5～6h 无疼痛）。然而，夜间左上背部疼痛加剧，有时难以忍受，但坐 5min 可以缓解疼痛。白天服用吗啡可以变得稍晚些服用，且有时跳过服用第二剂。睡眠痛每半小时发作一次。我们将会看到另一个骨科医生关于肩膀创伤的看法。

表 3-5　第 5 次治疗						
治疗点	re-me-sc rt	re-la-sc rt	re-la-cl rt	ir-hu lt	ir-sc lt	er-hu lt	er-sc lt

表 3-6　第 6 次治疗			
治疗点	an-me-hu lt	re-la-sc lt	re-la-cu lt

第二阶段

第一阶段治疗结果

在停止治疗 10 周后,患者表示他总体感觉得到改善。在 VAS 上,治疗前服用吗啡能够控制疼痛至 8~9 分,一般药物能够控制在 4~7 分,治疗后所有症状部位(颈部、上背部、肩膀和手腕)的疼痛都更容易控制。由于疼痛减轻,他白天不再服用两剂吗啡,取而代之的是一粒 percocet(羟考酮和对乙酰氨基酚的混合物)。由于他夜间的疼痛减轻了,他已经用一粒 percocet 药丸代替两剂夜间吗啡,从而显著减少他每日阿片类药物的总摄入量。他表示,他将很快与他的医生联系,计划停服止痛药。

骨科和神经学检查及其改善

双侧深层肌腱反射(DTR)最初是在正常范围内的,现在依然保持正常。除了原本表现为低感受的左侧 C6 和 C7,双侧皮节原本是在正常范围内的,而这两个节段在重新评估后得以改善。双侧耸肩和肩外展肌节原本也是在正常范围内的,重新评估时仍保持正常。肘关节屈曲评分从 3/5(抗阻测试强度),提高到 5/5 级,而肘关节伸展评分仍保持在 3/5 级。肘关节外旋和内旋也从 3/5 的评分提高到 5/5。指屈及指伸仍存 4/5 抗阻测试强度。

此外,患者反馈左侧大拇指及示指的感觉迟钝持续存在。

注:在诊所接受了三次物理治疗包括被动拉伸和简单的运动之后,患者再没有做过针灸了。

临床推理

我现在要考虑的是近期的肩膀受伤对现在症状的影响。还等什么呢?考虑一下时间轴吧:比 15 年更早之前开始出现疼痛,2016 年夏天上升至极其严重的阶段,随后而来的是颈椎的手术,术后短暂地减轻了疼痛,但很快又加重了。我有两个非常值得注意的创伤需要考虑:首先是枪伤,然后是颈椎手术(接着是尺神经损伤的第 2 次手术)。在这些创伤中,最重要的是枪伤,因为这是当下这些疼痛出现之前的唯一创伤。此外,自从疼痛出现后就没有减轻过,尤其在无负重的姿势下例如仰卧、俯卧或侧卧,我假设这个疼痛没有下行的原因,即来自颈部一直往下传。然而,我充分地注意到了左肩的影响会造成疼痛急剧明显地上升,因此最终它应该被处理。肩膀受伤并不是疼痛的成因,而是近期一个使疼痛加剧的主要影响。当下的疼痛在肩膀受伤之前好多年就已经开始了。总之,因为它是主要的影响,当成因节段已经充分地治疗完后,这个影响应该得到处理。

第 7 次治疗:冠状面(表 3-7)

对左侧头月关节和左侧盂肱关节也进行了脊柱指压调整技术整复。

表 3-7　第 7 次治疗		
治疗点	la-sc lt	me-hu lt

讨论

在第 1 次治疗后,我总是向患者解释,在接下来的几天里,可能会在治疗点上出现症状加重或压痛。这可能是由于治疗引发的促炎症因子和玻璃酸酶的结合(Stern & Jedrzejas,2006)。

作为一名整脊医生,我也利用脊椎指压调整技术来恢复关节的生物力学。在这个病例中,因为关节比较脆弱和其关节的病理情况,我只调整了手腕和骨盆。

我经常反复测试之前发现有症状的动作判定,并发现它们持续有所改进,即使只是轻微的改进。在我的工作中,我还使用多种骨科测试,包括深层肌腱反射、皮节、肌节和肌肉测试。FM改变了我对这些测试的理解。以坐骨神经压力测试为例(直腿抬高试验、Sicard 试验、Bragard 试验等):传统上,测试为阳性的坐骨神经炎,可能以椎间盘突出为基础。然而,一个更新的基于筋膜的假设打开了这样一种可能性,即因为肢体后部的某个地方处于一种"滑动不良"的状态,导致沿着后下肢的筋膜通路处于一种代偿性的"过度滑动"状态。这可能会将筋膜中的机械感受器转换成痛觉感受器,从而导致筋膜后通路的疼痛。我可以很好地治疗椎间盘,但我也会治疗筋膜以去除其过度滑动,从而使痛觉感受器转换回本体感受器。(注:即使坐骨神经痛或类似坐骨神经痛的基础是椎间盘突出,由于椎间盘与筋膜之间的密切关系,FM 也可能有助于减轻椎间盘突出。)

最后我必须强调的是,这个患者变得很热忱于想要分享几个越南战争的故事。这可能是因为我们共同合作减轻了影响着他每一个想法和动作的疼痛;他在战场上遭受的巨大的情感创伤在混乱的疼痛和止痛药中消失了。随着身上疼痛的消失以及停止服用大量止痛药使他脑中的烟雾消去,他更加信任我了,他能够再次想起战场并谈论它。这只是一个想法,大概更多只是希望如此,或许不是真的。不过这是一个不错的故事。

这位患者在最后一次治疗后自行停止治疗了。或许他觉得治疗的已经差不多了。他是一个非常知足的人。我的经验告诉我有一些患者仅仅只是寻求我的帮助让其能够开始康复,当他们感觉到这一切正在发生改变他们就会离开,他们会让身体进行自愈,回到一个正常的自我调整中,也许如果治疗遇到了瓶颈,还会回到最初重新开始。

参考文献

Jakupcak M, Conybeare D, Phelps L, Hunt S, Holmes HA, Felker B, Klevens M and McFall ME (2007) Anger, hostility and aggression among Iraq and Afghanistan war veterans reporting PTSD and sub-threshold PTSD. Journal of Traumatic Stress 20 (6) 945–954.

Pintucci M, Simis M, Imamura M, Pratelli E, Stecco A, Ozcakar L and Battistella LR (2017) Successful treatment of rotator cuff tear using Fascial Manipulation® in a stroke patient. Journal of Bodywork and Movement Therapies 21 (3) 653–657.

Stecco A, Macchi V, Stecco C, Porzionato A, Ann Day J, Delmas V and De Caro R (2009) Anatomical study of myofascial continuity in the anterior region of the upper limb. Journal of Bodywork and Movement Therapies 13 (1) 53–62.

Stern R and Jedrzejas MJ (2006) Hyaluronidases: their genomics, structures and mechanisms of action. Chemical Reviews 106 (3) 818–839.

幼年型关节炎患者颞下颌关节功能障碍的治疗

4

Angela Mackenzie，加拿大

编者评论

一些注册按摩治疗师结合按摩治疗和基于运动的方式来对患者进行康复。他们发现能够将 Stecco 筋膜手法整合到他们的工作中。本章的作者是一位注册按摩治疗师，他从 2011 年就开始研究这种方法，且有一家成功的按摩治疗诊所。她提出了一个病例报告，关于一位 36 岁男子在 3 岁时就被诊断为幼年型关节炎的颌骨疼痛、头痛、偏头痛的肌筋膜的治疗。经过 4 个月每月一次的治疗，患者的疼痛和药物明显减少。据报道，随访 1 年这些结果仍然保持。作者发现这种方法的另一个积极的结果是减少了直接在患者感到疼痛的区域进行治疗的必要性。

作者背景

1995 年，我在加拿大不列颠哥伦比亚省温哥华的西海岸按摩学院完成了注册按摩治疗师的文凭。我之前的牙科助理工作培养了我对颌骨疼痛和功能障碍的特殊兴趣。从 1999 年到 2004 年 3 月，我在一家大型理疗诊所工作，在那里我学会了将按摩疗法与以运动为基础的康复疗法相结合。在 2004 年 9 月，我搬到了安大略省多伦多市，拓宽了我在运动医学诊所的工作经验，并在加拿大按摩和水疗学院担任助教。2005 年我回到温哥华，在那里我开了一家很成功的按摩治疗诊所。我还在美国华盛顿州完成了口腔内和口腔外的学习和认证。

Stecco 筋膜手法的经验

我第 1 次对 Stecco 筋膜手法产生兴趣是在 2010 年，并于 2011 年在温哥华开始了一门关于 Stecco 筋膜手法的课程学习。该治疗方法，以及 Stecco 家族出版的书籍和研究报告，使我对"筋膜"及其在身体运动和整体健康中的潜在作用有了更深入的了解。到 2015 年 6 月，我已经完成了 FM Ⅰ、Ⅱ、Ⅲ 阶课程的学习，并将此方法运用到日常实践中。FM 告诉我如何处理患者的病史问题、运动评估和触诊技巧。徒手治疗重点考虑全身并关注运动能力的提升，同时减少疼痛。

未来的学习兴趣将包括筋膜及其与神经系统的关系，协调筋膜的作用及其对疼痛的作用。

简介

在曾患有幼年型关节炎的成年人中，常常可以看到颞下颌关节功能障碍（TMD）和肌筋膜疼痛的患者。这些症状通常伴有紧张型头痛或偏头痛。此外，重要的是要注意，不是所有的表现都有关节或运动异常，但症状持续存在，很难诊断或分类。

颞下颌关节功能障碍用来描述患有因肌筋膜症状导致异常、通常疼痛的咀嚼肌，关节髁突-关节盘功能异常的患者。这些症状并不总是与颞下颌关节（TMJ）功能直接相关（Larheim，2005）。不同的 TMD 患者可能有不同的症状变化和不同的发病机制。症状包括慢性头痛、偏头痛、牙痛、磨牙和头颈肌肉紧张，所有这些都是由于解剖和生理上的密切关系（Giamberardino et al，2007）。

对于本文来说，颞下颌关节功能障碍的常见机制是炎性关节炎，特别是幼年关节炎（Engstrom et al，2007；Carrasco，2015）。

肌筋膜综合征的复杂性使得颞下颌关节功能障碍难以定义或分类（Brandlmaier et al，2003），因为所有这些症状都是与软组织损伤或致病因素相关的常见患者主诉。

TMD 的治疗方法多种多样，从药物到牙科用具、咬合调整、触发点和肉毒杆菌毒素注射，以及干针、按摩、物理治疗和低振幅推力技术（Butts et al，2017）。虽然大多数方法在减轻症状方面显示出效果，但有些方法可能是侵入性的、昂贵的或不易为患者获得的。

病例报告

按摩疗法治疗幼年型关节炎患者颞下颌关节功能障碍。

本研究的目的是评估 FM，一种徒手按摩方法，是否是一种有效的保守治疗方法，用于治疗青少年关节炎患者的肌筋膜颌骨疼痛。

这个病例是关于一个白人男性在 3 岁时被诊断为幼年型关节炎。现在 36 岁，他表现出下颌疼痛、头痛和偏头痛的颞下颌关节功能障碍症状。最初的医疗方法包括触发点注射是有效的，但患者认为很痛苦并且是侵入性的治疗。

辨证论治

既往病史

本研究中的患者 J，男，36 岁，1984 年在他 3 岁时被诊断为幼年型关节炎（JA）。他的表现为多个关节区域疼痛和僵硬：双侧咀嚼肌（右多于左）、双侧颈部、右肘滑囊炎和右膝关节。慢性头痛的频率和严重程度各不相同，并采用评定为 3~6 分。他们逐渐开始聚集并进展到 VAS 为 7~9 分的偏头痛，一个月至少发作一次。患者说，头痛、下巴疼痛和肌肉紧张似乎是相关的，但没有因为运动、进食或说话而加重。颌部症状偶尔出现，不一定在早晚出现。

为了控制这些症状，医生给他开了

一些药(表4-1,左栏),并每月给他注射触发点,首先是生理盐水,然后是利多卡因,由一位口腔疼痛专家负责。触发点注射在颞肌和两侧咬肌。这种治疗降低了头痛、偏头痛的频率和严重程度,并控制了颞下颌关节功能障碍症状。然而,J研究了按摩疗法并要求以此作为触发点注射的替代疗法。患者认为按摩疗法的痛苦更少,也更容易操作。

表4-1　2016年10月14日之前和之后使用的药物	
2016年10月14日之前的药物	2016年10月14日之后的药物,以及为期一年的随访*
纳贝酮(nabilone)1mg	N/A
加巴喷丁(gabapentin)100mg	N/A
塞来昔布(celebrex)200mg	塞来昔布200mg
托珠单抗(actemra)每月2枪	托珠单抗每月2枪
双氯芬酸(diclofenac),视需要	N/A

N/A=不适用或不再采取。

* 在一年的随访中,患者证实第二份清单中的药物在一年内保持一致。

观察

患者左手拿着拐杖,呈减痛步态。步态的第一期是向左侧倾斜然后向右侧倾斜。他的右脚踝背屈受限。他戴着眼镜,视力不好。

动作判定

TMJ颞下颌关节活动范围以毫米为单位测量(最大开口、下颌前伸、左右侧方运动),所有运动均在正常范围内。

触诊判定

双侧咀嚼肌触诊按FM指南进行。

神经性或牵涉性疼痛

颈源性疼痛和头痛反复发作,每周1~2次,偶尔为丛集性头疼,严重程度加重,进展为偏头痛,每月1~2次。偏头痛是散发性的,一天中的任何时候都可能发生。

特殊测试

颞下颌关节运动范围在所有运动平面的正常范围内,因此,口腔疼痛专家没有要求进行X线或MRI(磁共振成像)检查。我采用满分为10分的VAS来衡量疼痛程度,0分表示没有疼痛,10分表示有史以来最严重的疼痛。

最初的表现是下颚和头部疼痛VAS为6分,头痛范围为VAS 3~6分。偏头痛的VAS为6~8分。在每个FM治疗前和治疗后阶段评估VAS疼痛水平(图4-1)。

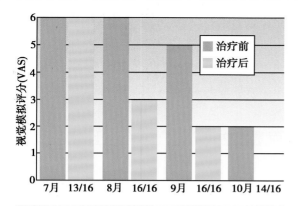

图 4-1 每月的治疗日期在底部注明并显示治疗前后 VAS 疼痛评分。于 2016 年 10 月 14 日,患者在治疗后无头痛或颌骨疼痛,并在 2017 年 10 月随访,症状控制已维持 1 年

治疗

FM 每次治疗的时长为 45min,每月一次,为期 4 个月。我有 6 年使用这种方法的经验,我参与了所有的 FM 治疗。处理范围如图 4-2 和图 4-3 所示。具体操作部位的选择和数量是根据 FM 评估指南和患者的需要确定的。在 FM 中,通过治疗师施加在特定协调中心(center of coordination,CC)点或融合中心(center of fusion,CF)点上的手指压力来运用徒手技术。我用指关节或指尖对图示肌肉区域的筋膜施加压力。

药物

在药物表(表 4-1)中,左侧一栏是患者在治疗开始时服用的处方药清单。右边的一栏列出了 2016 年 10 月 14 日 FM 治疗四次后出院时需要的药物。对患者的随访证实第二份清单中的药物治疗持续了一年。

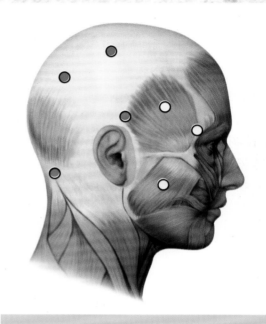

图 4-2 右视图:L Stecco 用筋膜手法技术处理协调中心(CC)和融合中心(CF)点。白色圆圈=冠状面的点;红色圆圈=水平面上的点;绿色圆圈=后-内(CF)点

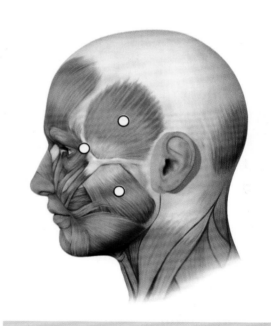

图 4-3 左视图:用于治疗颞下颌关节功能障碍的协调中心。白色圆圈=冠状面的点

结果

VAS 上的最大疼痛水平表明，FM方法的按摩治疗在 4 个月和随后 1 年的随访结果参数方面似乎是同样有效的（图 4-1）。此外，在 1 年的随访中，止痛药物的使用显著减少（表 4-1）。这些发现与支持保守治疗方法对头部、颈部和下颌肌筋膜疼痛的有效性的文献是一致的。

讨论

许多随机对照试验和系统综述已经证实了口内和口外的徒手治疗和 TMD自我护理管理的治疗效果（von Piekartz & Hall，2013；Randhawa et al，2015；Martins et al，2016）。FM 是物理治疗师 L Stecco 开发的一种治疗身体肌筋膜疼痛的徒手治疗方法，已经被证明对 TMD 有效（Guarda-Nardini et al，2012）。

筋膜解剖学、组织学和生理学的研究正在改变我们对筋膜和肌筋膜疼痛作用的认识。L Stecco（2004）利用 FM假设肌筋膜系统是一个三维连续体，在肌肉骨骼活动和功能障碍中具有全面的功能作用。当肌筋膜不再正确地滑动、伸展和适应时，肌肉骨骼功能障碍就会发生。鉴于深筋膜通常是由两到三层与不同方向平行的胶原纤维束，层与层之间都由疏松结缔组织作为间隔，（Stecco C et al，2008）使用这项技术的基本原理是基于筋膜组织与周边组织相互滑动的能力。治疗师在特定的 CC或 CF 上施加的机械压力会引起局部充血，可能对支持带或深筋膜中的结缔组成分的细胞基质产生影响，重塑纤维层间的滑动能力并允许一个新的张力适应整个筋膜系统。

使用这种方法的一个好处是，治疗师通常不在患者感知疼痛的区域工作，而是在这些位置之上或之下进行治疗。在这种方法中，患者感知疼痛的区域称为感知中心（center of perception，CP）。

一些有趣的研究提出筋膜是否会影响疼痛（van der Wal，2009）或生物力学（proke & Gandevia，2009）。相关的手法治疗方法及其是否能产生治疗效果值得进一步研究，但有证据表明，包括按摩在内的保守物理治疗可以减少头部和颈部疼痛（Racicki et al，2013）。

结论

进一步的长期分组实验发现，按摩治疗以及其他保守治疗对颞下颌关节功能障碍的好处以及对同时存在幼年型关节炎的患者们也是有益的。

对于颞下颌关节所涉及的软组织结构来说，FM 是一个很好的治疗选择，它在临床上转化为改善本体感觉、提升运动控制能力和减少疼痛经历的时间。另一个有趣的领域是关于对颌骨疼痛按摩治疗的情境效应。本文的案例描述了患者对于按摩相比注射治疗来说更能接受，因为按摩治疗更不具侵入性及疼痛。有关颞下颌关节功能障碍的生物、心理、社会方面的问题，包括生理学、情感、行为和信仰层面都值得注意。

参考文献

Brandlmaier I, Grüner S, Rudisch A, Bertram S and Emshoff R (2003) Validation of the clinical diagnostic criteria for temporomandibular disorders for the diagnostic subgroup of degenerative joint disease. Journal of Oral Rehabilitation 30 (4) 401–406.

Butts R, Dunning J, Pavkovich R, Mettille J and Mourad F (2017) Conservative management of temporomandibular dysfunction: A literature review with implications for clinical practice guidelines. Journal of Bodywork and Movement Therapies 21 (3) 541–548.

Carrasco R (2015) Juvenile idiopathic arthritis overview and involvement of the temporomandibular joint: Prevalence, systemic therapy. Oral and Maxillofacial Surgery Clinics of North America 27 (1) 1–10.

Engström AL, Wänman A, Johansson A, Keshishian P and Forsberg M (2007) Juvenile arthritis and development of symptoms of temporomandibular disorders: A 15-year prospective cohort study. Journal of Orofacial Pain 21 (2) 120–126.

Giamberardino MA, Tafuri E, Savini A, Fabrizio A, Affaitati G, Lerza R, Di Ianni L, Lapenna D and Mezzetti A (2007) Contribution of myofascial trigger points to migraine symptoms. Journal of Pain 8 (11) 869–878.

Guarda-Nardini L, Stecco A, Stecco C, Masiero S and Manfredini D (2012) Myofascial pain of the jaw muscles: Comparison of short-term effectiveness of botulinum toxin injections and fascial manipulation technique. Cranio 30 (2) 95–102.

Larheim TA (2005) Role of magnetic resonance imaging in the clinical diagnosis of the temporomandibular joint. Cells Tissues Organs 180 (1) 6–21.

Martins WR, Blasczyk JC, Aparecida Furlan de Oliveira M, Lagôa Gonçalves KF, Bonini-Rocha AC, Dugailly PM and de Oliveira RJ (2016) Efficacy of musculoskeletal manual approach in the treatment of temporomandibular joint disorder: A systematic review with meta-analysis. Manual Therapy 21 10–17.

Proske U and Gandevia SC (2009) The kinaesthetic senses. Journal of Physiology 587 (17) 4139–4146. doi: 10.1113/jphysiol.2009.175372.

Racicki S, Gerwin S, DiClaudio S, Reinmann S and Donaldson M (2013) Conservative physical therapy management for the treatment of cervicogenic headache: A systematic review. Journal of Manual and Manipulative Therapies 21 (2) 113–124. doi: 10.1179/2042618612Y.0000000025.

Randhawa K, Bohay R, Côté P, van der Velde G, Sutton D, Wong JJ, Yu H, Southerst D, Varatharajan S, Mior S, Stupar M, Shearer HM, Jacobs C and Taylor-Vaisey A (2015) The effectiveness of noninvasive interventions for temporomandibular disorders: A systematic review by the Ontario Protocol for Traffic Injury Management (OPTIMa) collaboration. Clinical Journal of Pain 32 (3) 260–278. doi: 10.1097/AJP.0000000000000247.

Stecco C, Porzionato A, Lancerotto L, Stecco A, Macchi V, Day JA and De Caro R (2008) Histological study of the deep fascia of the limbs. Journal of Bodywork and Movement Therapies 12 (3) 225–30.

Stecco L (2004) Fascial manipulation for musculoskeletal pain. Padua: Piccin.

van der Wal J (2009) The architecture of the connective tissue in the musculoskeletal system – an overlooked functional parameter as to proprioception in the locomotor apparatus. International Journal of Therapeutic Massage and Bodywork 2 (4) 9–23.

von Piekartz H and Hall T (2013) Orofacial manual therapy improves cervical movement impairment associated with headache and features of temporomandibular dysfunction: A randomized controlled trial. Manual Therapy 18 (4) 345–350. doi: 10.1016/j.math.2012.12.005.

这个方法是魔法吗？用三个案例报告证明绝不是的

5

Eran Mangel，以色列

编者评论

　　这一章的作者认为自己是站在实践者的立场上，而不是纯粹的学术背景。经过30多年的全职物理治疗师临床实践，包括治疗一级联赛球队的顶级球员，他用从业者的角度讨论三种情况下的案例，他们带着微弱的希望和很多痛苦来到诊所，然后带着更好的功能和微笑回家。这三个病例都是用肌肉骨骼的方法治疗的，其中包括一位年轻女性，因严重的踝关节不稳而导致摔倒和平衡问题，一位老年男性，他的背痛使他行动不便，只能靠轮椅，以及一个年轻的运动员因为"跑步膝"（髂胫束摩擦综合征或髌股关节疼痛综合征）而不能再跑了。在这三个案例中，Stecco 筋膜手法治疗与适当的运动方案的成功结合是贯穿本书的一个反复出现的主题。在筋膜关键部位进行筋膜组织的正确滑动，似乎可以减少运动时的疼痛，恢复适当的本体感受信息，允许有效的肌纤维补充，从而加强有针对性的锻炼计划。

作者背景

　　我1986年毕业于特拉维夫大学（Tel Aviv University），是一名物理治疗师（BPT），在开始我的私人执业生涯之前，我在公共部门工作了9年。我的第一家诊所很小，但我的职业生涯得到了发展，从2006年起，我成为了 Medix 的三名合伙人之一。Medix 是以色列最大的私人运动医学中心，我也是理疗部门的负责人。

　　在过去的22年里，我与不同的体育俱乐部和甲级足球、篮球（男性和女性）和手球队合作，并在不同的诊所治疗各种骨科损伤和疾病。我出生于1958年，已婚，有四个孩子，我认为自己是一个顾家的男人。我是一个终身的运动员，一个马拉松运动员，并且有几次是铁人"终结者"，我喜欢挑战的韧性。

　　在我31年的职业生涯中，我从不少研究生课程中积累了知识，包括 Maitland 关节松动术、Cyriax 概念、Mulligan 概念和许多更丰富的课程和专业惯例。

　　我倾向于怀疑我的临床结果，我明白对我们的职业知道得再多也不够。然而，我每天早上醒来都充满喜悦地迎接新的挑战。

Stecco 筋膜手法的经验

我对 Stecco 筋膜手法的研究始于 2011 年,我已经完成了 Ⅰ、Ⅱ、Ⅲ阶的培训。在接触 FM 方法之前,我的治疗基本上都是集中在受影响的区域。我没有考虑到远处的身体功能障碍和缺乏行动能力的影响,也没有把身体作为一个整体来看待,所以这是我的方法一个重要改变。

在使用 FM 之前缺少的另一个元素是因果关系的联系,并在开始任何治疗之前就试图确定这种关系。现在我在诊疗过程中做体格检查前的面谈时就开始使用这种分析方式。

简介

理论框架

近年来,筋膜层的解剖学意义及其相关知识有所进展(Findley,2011)。多年来,人们一直认为这种组织不那么重要,只是一种被动的组织,但在最近 30 年左右,这种观点完全改变了。

筋膜层及其动态价值已变得非常重要,并已成为有效的治疗目标(Stecco L,2004)。亲身实践过 FM 方法的物理治疗师以及更多的徒手治疗师都获得了一种有效的治疗工具和一种处理疼痛及功能障碍的新方法(Pavan et al,2014)。

仍然存在一些问题,例如:我们从这些组织中获得的物理信息重要吗?

与这个组织相关的骨科以及神经学的数据是有意义的还是只是圈内人才懂的?针对筋膜手法(fascial manipulation,FM)的临床研究正在增加(Picelli et al,2011;Branchini et al,2016;Kalichman et al,2016),在未来的几年里,它还将不断增长。毫无疑问,它将为我们提供越来越多的答案和证据。与此同时,我们应该利用我们能从身体和患者那里收集到的所有信息,来治疗我们所面临的躯体和内脏功能障碍。

还缺少了什么?

我不是一个纯学术背景的人。我是从从业者的角度出发的,尽管我读了很多书,也一直在学习,但我必须站在从业者的立场上。在我个人的哲学认知中,最好的治疗方法包括两个主要领域:学习和尝试。我们在尝试的过程中难免会犯错误,但我们从中汲取教训,这是成为一名好物理治疗师的必经之路。不过,在我们通往成功治疗的路上,参考学术出版物和用我们基于心智层面的经验,这是很关键的,这将有助于我们可能得出最好的结果。

在 30 多年的全职物理治疗师生涯中,我评估某种治疗技术有效性的能力主要来自我的患者以及他们对我的治疗的反应。这就是为什么你不会看到与我的案例报告相关的图表或统计数据,也不会看到科学的生物学和运动分析。另一方面,我将讨论那些带着微弱的希望和很多痛苦来到诊所,然后带着更好的功能和微笑回家的人。

辨证论治

当一个患者来治疗时，为了能够得出最好的临床推理和做出最好的功能诊断，我们需要收集所有关于他们的医疗信息。

当使用 FM 方法时，首先最重要的是面谈，它包括倾听患者的声音，这是诊疗中非常重要的一部分。正如加拿大著名内科医生 William Osler 爵士曾经说过的："倾听患者，他正在给你诊疗方案。"因此，所有的信息都是重要的，应该加以考虑。

了解患者的病史是最重要的，"越老越值钱"这句话和过去的伤痛、创伤和手术的严重程度一样重要。基本上，我们需要考虑所有可能影响目前损伤和功能障碍的因素。在过去，当患者在不同的身体部位出现多种症状时，有时会感到困惑。现在我们可以使用 Stecco 模型来更好地理解这个问题。

"功能障碍"一词是用来区别"病理"一词的。"物理治疗师可以修复第一个问题，但应该让医生来处理第二个问题。"一旦我们认识到过去受伤或疼痛的模式以及与目前功能障碍的联系，就应该开始进行体格检查和评估，以确定最佳治疗方案。我们知道，为了治疗的目的，身体可以分为三个维度，每一个维度都有其子维度。

鉴于筋膜层的结构清晰且相对准确（Stecco C，2015），我们便可以在筋膜结构中识别 FM 点位所形成的序列（平面、对角链、螺旋链、张拉结构、悬链或是浅筋膜象限），以使得每次单独的治疗都能够有最好的结果。很明显，结果也可能取决于其他因素，如不恰当的习惯和不正确的身体动作，而不仅仅是治疗，在制订治疗计划时也应该考虑这些因素。

病例报告

在这一章中，我将描述三个案例，在这些案例中，我使用了 L Stecco、他的家人和合作者以及他们的研究提出的观点、理解和我从 FM 方法中学到的技术。

每个案例受伤的原因都不同，但是 FM 方法使它们都很容易处理。

这三个病例中包括一位年轻的女士，她的踝关节不稳，没有明显的原因，有跌倒和平衡问题；一位背部疼痛的老人，需要由他的孩子推着轮椅；还有一位年轻的运动员，因为"跑步膝"（髂胫束摩擦综合征或髌股关节疼痛综合征）而无法跑步。

我将向你们展示我是如何根据 FM 方法的指导方针，在这些不同的年龄组中处理这些不同的问题的，以及这些解决方案是多么令人惊喜的。非常令人鼓舞的是，这些类型的疼痛和功能障碍是可以逆转的，我们可以回复能力、功能和自信。

案例 1：慢性踝关节不稳定导致反复摔倒

M 是一个 22 岁的学生。她和她的母亲一起来到我的诊所，在我问她问题之前，她对我说的第一件事就是："我已经试过了所有的方法，但我的情况没有改变，我也不知道我为什么来这里，没有办法了。"

我问她："请告诉我，你怎么了？"她回答说："在过去的七年里，我每周至少跌倒一次,这降低了我在街上甚至在家里的信心。我不能去健身房或做任何其他的体育活动,我担心它会永远持续下去,我会变胖!"

她接着说:"我是你帮助过的一个朋友介绍来的,但我怀疑你能否'拯救'我。我没什么期望,所以尽你所能吧。"

病史显示 M 之前没有受伤或做过手术。她过去唯一的问题是,当她还是一个新生儿时,由于小腿的明显内旋,她的双腿,从脚趾到臀部都打了石膏。

辨证论治

由于动作判定(MoVe)无明显体征,故以触诊治疗。考虑到新生儿期的双腿打石膏的病史,在下肢和骨盆的所有节段都进行了触诊判定(PaVe)。在 FM 中,星号用于记录触诊时的疼痛(*),一种可触及的致密化感觉(*),以及在触诊过程中是否引发了任何相关牵涉痛(*)。触诊显示双侧深层筋膜的致密化或者滑动性的改变,以及在冠状面中出现的比水平面中多的协调中心的变性,且有几个点会有放射痛传导到四肢。

触诊判定

初步触诊判定(PaVe)结果如表 5-1 所示。

表 5-1　初步触诊判定					
冠状面	me-pe bi ***	la-pe bi **	me-ta bi **	me-ge bi ***	me-cx bi **	la-pv bi ***
水平面	ir-pe bi **	er-pv bi **				

治疗

第 1 次治疗:冠状面(表 5-2)

由于治疗前没有明显的动作判定结果能够帮助我立刻进行治疗的质量和准确性的验证,我不得不等到下次患者来复查时再评估结果。

第 1 次治疗一周后,M 报告说已经有了变化,跌倒少了很多,她的脚也感觉更安全了。

第 2 次治疗(表 5-3)

鉴于第 1 次治疗后的进展情况,第 2 次治疗继续重复在冠状面上的各个点进行 FM 治疗。

表 5-2　第 1 次治疗					
治疗点	me-pe bi	me-ta bi	me-ge bi	me-cx bi	la-pe bi	la-pv bi

表 5-3　第 2 次治疗			
治疗点	me-pe bi	me-ta bi	me-ge bi	me-cx bi
	la-pe bi	la-pv bi	me-pv	me-pv r

与第 1 次治疗相比，所有冠状面上的点都能够用更少的时间来去除其致密化。

另外，对 me-pv 前后点也进行了处理。

第 3 次接受 FM 治疗时，M 非常高兴，因为在第 2 和第 3 次治疗之间的两周内，她只摔了 3 次。冠状面的治疗完成了，增加平衡练习（图 5-1）。

我需要确定结果，所以我邀请 M 进行第 4 次随访，计划在她第 1 次治疗后约 6 周。她说她再也没有摔倒过，她非常满意，她说她的生活完全改变了。

现在笑容变成了 M 生活的一部分。

注意事项

这名年轻女子的主诉始于 7 年前，当时她 15 岁。最近的一项系统回顾（Fuglkjær et al, 2017）发现，在普通人群的研究中，在儿童和青少年时期，脚踝，脚和膝盖是基于解剖学定位上最常见的主诉疼痛部位。结合她在新生儿时期腿部铸型的历史，可能已经留下了一些筋膜限制的区域，人们认为由于青春期生长引起的肌肉骨骼系统的发育可能会使她的筋膜组织在长度上落后，从而导致症状的出现。几年前我们把它列为"生长痛"的基本范畴。

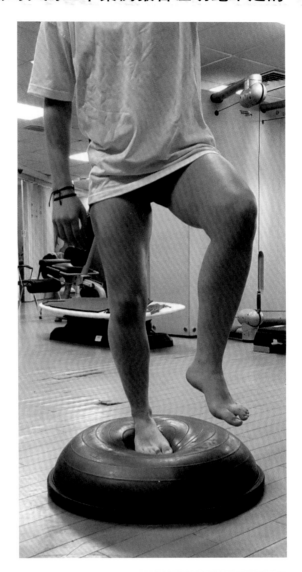

图 5-1　使用 BOSU 平衡训练器作为治疗前和治疗后动作判定的一种方式，在下肢不稳定的情况下，如病例 1，可能是有帮助的

案例 2：一位老年人严重的坐骨神经痛

J 是一位 88 岁的老人，坐着轮椅来到我的诊所。他的情况不太好。他的手，尤其是腿上的肌肉萎缩，剧烈颤抖，除非有人帮助，否则他无法从轮椅上站起来。

J 一直很健康，经常锻炼，也很活跃，直到他有强烈的背痛，辐射到他的右腿，一直延伸到右脚的外侧。这种持续的、使人衰弱的疼痛会因为任何姿势的改变而加剧（如在床上翻身），并迫使他只能靠轮椅移动。这一切都是在来我诊所的一个月前开始的,长时间地坐着显然对他没有任何好处。在这个阶段没有拍 X 线片,也没有其他可用的影像报告。当被问及他的过去时,J 报告说他没有做过任何手术。十几岁时,他的左胫骨和腓骨有过一次骨折。

辨证论治

动作判定

动作判定显示腰椎和下肢的全关节活动范围(ROM),但在 60°直腿抬高(SLR)试验时感觉疼痛。

显然,完整的动作判定只能通过执行被动测试来完成,而且疼痛非常严重(***)。当动作判定严重受限于疼痛时,那么我们直接进行下一步:触诊判定。

触诊判定(表 5-4)

尽管在矢状面上的确有几个致密化的点,但协调中心(center of coordination,CC)的触诊判定没有提供任何令人信服的致密化迹象,因此,我还检查了足(pe)、踝(ta)、膝(ge)和髋(cx)的融合中心(center of fusion,CF)。由于肌肉萎缩,找到融合中心点并不容易,但我仍找到了不少的点,特别是沿着前-外(an-la)和前-内(an-me)对角线。初步触诊判定的结果包括要点记录在表 5-4 中。

治疗

第 1 次治疗(表 5-5)

治疗包括前-外(an-la)和前-内(an-me)的 CF 点以及在矢状面的一些 CC 点(表 5-5)。

因为 J 换体位非常困难,所以治疗时间很长,我不得不在治疗体位上做一些临时的调整,对自己和患者都是如此。

表 5-4　最初的触诊判定			
协调中心 CC	re-ta rt**	re-ge rt**	re-pv rt**
融合中心 CF	an-la-pe rt**	an-la-ta rt***	an-la-cx rt***
	an-me-pe rt**	an-me-ta rt***	an-me-ge rt**

表 5-5　第 1 次治疗					
融合中心 CF	an-la-pe rt	an-la-ta rt	an-la-cx rt	an-me-pe rt	an-me-ta rt	an-me-cx rt
协调中心 CC	re-ta rt	re-ge rt	re-pv rt			

第 2 次治疗

一周后,在第 2 次治疗开始时,J 告诉我,因为疼痛减轻了,他开始在床上和坐着的时候做一些运动。看到这位 88 岁的老人有着年轻运动员的决心,在自己的能力范围内,颤抖着进行锻炼,真是令人惊讶。除了 an-me-ge rt 被 an-me-cx 代替外,同样的点再次被治疗。

第 3 次治疗时,我很惊讶 J 走路进来,他的儿子只是照看他。从 J 眼睛里透露出的愉悦清楚地表明情况已经发生了改变——曾经的他回来了! J 眼睛里的火花清楚地表明变化已经发生了,就好像火花在说:"曾经的他回来了。"

之后我们又进行了两次治疗以确保疼痛不再复发。分别在前-外(an-la)和前-内(an-me)对角链上进行治疗。第 5 次治疗时,右侧直腿抬高试验没有疼痛。

能够帮助一位 88 岁的老人重拾久违的笑容,我感到很开心,即使肢体震颤的情况仍未康复。

注意事项

即使患者的年纪和相关问题(颤抖)是个难题,但疼痛仅在 6 次治疗中就解决了,功能也得到了恢复。后 2 次治疗仅仅用于控制症状,以确保症状没有复发。突然到访的患者经常没有做过影像学的检查,但是即使仅仅根据筋膜理论评估和治疗患者,也不会对软组织的诊疗过程造成阻碍。

根据 Weiner 等(2006)的研究,通过简单的物理测试,可以准确评估老年人的生物力学和软组织病理学,从而节省不必要的医疗开支,同时也减轻患者的痛苦。

案例 3:跑步者的膝盖疼痛

A 是一位 30 岁的电脑工程师,他打电话给我,问了我很多关于筋膜手法治疗的问题,以及它与他在过去 18 个月里经历的其他治疗有什么不同。他住在乡下,是个业余跑步爱好者。他过去每周跑 50~60 公里,当他决定第 1 次跑马拉松时,他已经增加到每周跑 90 公里,这就是他现在受伤或功能障碍的开始。

当 A 来到我的诊所,我看到,他有一个跑步者的身体:修长且强壮。然而,他脸上流露出对自己身体的失望。

疼痛发生在他左膝外侧,最初,疼痛在 8 公里后暴发,但现在疼痛(VRS 为 10 分)发生在第 4 公里。因为我自己也是铁人三项运动员,所以我知道这种疼痛的类型和强度。

在诊疗过程中,A 告诉我,在过去的两个月里,他上楼的时候,右腿膝盖会有轻微的复发性疼痛(Stecco 记录:ge an rt 2m 反复性,疼痛的 VAS 为 2 分。Stecco 用 m 表示月,y 表示年)。2 年前他曾有严重的左脚踝扭伤,5 年前右肩脱臼,8 年前右锁骨骨折(Stecco 记录:ta la lt 2y 扭伤;hu ir 5y rt 脱臼;sc an 8y rt 骨折)。这种类型的信息允许治疗师为以前的伤害、创伤或事件构建一个时间轴,以便详细阐述假设。

临床推理

这些相当严重的创伤结合起来让我进退两难。我是否应该在同侧脚或对侧锁骨/肩部寻找目前膝盖功能障碍的原因?是什么造成了现在这么多的后果:是严重的扭伤,或是脱臼和骨折? 这并不是件容易的事。你如何向一个几乎生活在网络上,而且肯定在网络上工作的运动员解释肩膀区域可能是他跑步时膝盖受伤的原因? 幸运的是,他以前试过所有的方法,但毫无效果。答案在触诊判定里。

辨证论治

动作判定

　　就像运动员经常遇到的情况一样,临床动作判定不是很明显。(为了重现主要症状,我不得不让他绕着我的诊所跑 4 公里!)因此我直接转向触诊判定。

触诊判定

　　在第 1 次触诊判定中,我选择从右上肢(肩胛骨)到左髋关节(髋部)进行触诊。这一触诊判定突出了水平面上大量致密和疼痛的 CC,也包括肩部和臀部之间的躯干部分(胸、腰、骨盆)。

　　最初的触诊判定结果在表 5-6 中列明。

表 5-6　首次触诊判定				
Ir sc rt***	er sc rt**	er th rt***	ir lu rt**	er lu rt**
er pv lt***	er cx lt***	ir cx lt**	la cx lt**	

治疗

第 1 次治疗水平面(表 5-7)

第 2 次治疗

　　第 1 次治疗一周后,A 报告说他最初几天感觉好一些,但随后症状又出现了(+/-)。我再次重复了第 1 次治疗。

第 3 次治疗

　　第 2 次治疗后 10 天,A 报告有一些改善。再一次进行处理(表 5-8)。

表 5-7　第 1 次治疗						
ir-sc rt	ir-lu rt	ir-cx lt	er-sc rt	er-th rt	er-lu lt	er-pv lt

表 5-8　第 3 次治疗						
ir-sc rt	ir-th rt	ir-lu lt	ir-cx lt	er-sc rt	er-lu lt	er-cx lt

　　第 3 次治疗改变了治疗方法,2 天后他就重新开始跑步了。

　　尽管在第 5 次治疗后他就不疼了,但我还是持续对他观察了 3 次。

　　因为他渴望和以前一样跑步,我们争论了几次,但最终我们达成了协议。他按照 Allen(2014)对长跑运动员步态训练的建议,通过逐渐增加跑步的长度和速度(图 5-2)完成了他应该做的事。

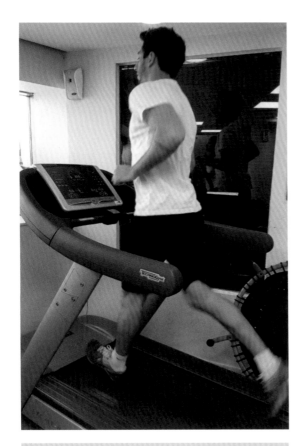

图 5-2 恢复户外跑步前进行治疗后跑步训练

注意事项

有趣的是,在疼痛的左膝节段没有任何一个 CC 点需要被考虑治疗,而是改变策略治疗了左侧髋关节(er-cx lt)。此外,考虑到深筋膜在解剖学上与肌腱周围组织的连续性,手法治疗直接作用于筋膜可能影响肌腱的弹性,帮助拉伸和回缩,以及在跑步过程中储存和恢复弹性应变的能力(Alexander,2002)。

结论

在进入 FM 分析方法时代之前的 25 年里,我治疗了成千上万的人,我一直在想,我做得够多了吗？每个理疗师在他们的职业生涯中都有这样一个阶段,而这种挫折感是不断的。我很高兴我接触到了这种新的思维方式和有效的方法,这样我就能以最好的方式帮助我的患者。

参考文献

Alexander RM (2002) Tendon elasticity and muscle function. Comparative Biochemistry and Physiology Part A: Molecular and Integrative Physiology 133 (4) 1001–1011.

Allen DJ (2014) Treatment of distal iliotibial band syndrome in a long-distance runner with gait re-training emphasizing step rate manipulation. International Journal of Sports Physical Therapy 9 (2) 222–231.

Branchini M, Lopopolo F, Andreoli E, Loreti I, Marchand AM and Stecco A (2016) Fascial Manipulation® for chronic aspecific low back pain: a single blinded randomized controlled trial. F1000 Research 4 1208.

Findley TW (2011) Fascia research from a clinician/scientist's perspective. International Journal of Therapeutic Massage and Bodywork 4 (4) 1–6.

Fuglkjær S, Dissing KB and Hestbæk L (2017) Prevalence and incidence of musculoskeletal extremity complaints in children and adolescents. A systematic review. BMC Musculoskeletal Disorders 18 (1) 418. doi:10.1186/s12891-017-1771-2.

Kalichman L, Lachman H and Freilich N (2016) Long-term impact of ankle sprains on postural control and fascial densification. Journal of Bodywork and Movement Therapies 20(4)914–919.

Pavan PG, Stecco A, Stern R and Stecco C (2014) Painful connection: Densification versus fibrosis of fascia. Current Pain and Headache Reports 18 (8) 441.

Picelli A, Ledro G, Turrina A, Stecco C, Santilli V and Smania N (2011) Effects of myofascial technique in patients with subacute whiplash associated disorders: A pilot study. European Journal of Physical and Rehabilitation Medicine 47 (4) 561–568.

Stecco C (2015) Functional atlas of the human fascial system. Edinburgh: Churchill Livingstone Elsevier

Stecco C, Cappellari A, Macchi V, Porzionato A, Morra A, Berizzi A and De Caro R (2014) The paratendineous tissues: an anatomical study of their role in the pathogenesis of tendinopathy. Surgical and Radiologic Anatomy 36 (6) 561–572. doi: 10.1007/s00276-013-1244-8.

Stecco L (2004) Fascial manipulation for musculoskeletal pain. Padua: Piccin.

Weiner DK, Sakamoto S, Perera S, Breuer P (2006) Chronic low back pain in older adults: Prevalence, reliability, and validity of physical examination findings. Journal of the American Geriatrics Society 54 (1) 11–20.

第二篇　内部功能障碍

　　本篇的 7 章是指由 L Stecco 开发的治疗内部功能障碍的模型。这类功能障碍通常与浅筋膜和／或内脏筋膜的致密化有关,它们的治疗目的是通过重新平衡张力结构或恢复浅筋膜象限内的流动性来恢复自主神经系统的功能。由于深筋膜也可能涉及这些功能障碍,无论是作为一个主要原因或作为一个次要后果,一些治疗可能从肌肉骨骼途径开始,然后转向内部功能障碍途径或反之亦然。治疗内部功能障碍的点与治疗肌肉骨骼功能障碍的点相同,但点与点之间的联系和其治疗方式是有区别的。

从肌肉骨骼系统到内部功能障碍的张力代偿,或反之亦然?

Andrea Pasini and Lorenzo Freschi,意大利

编者评论

　　这个病例报告说明了肌肉骨骼症状和内部功能障碍之间的复杂关系。这两位作者直接与 L Stecco 进行了研究,是世界上第一个教授筋膜手法治疗内部功能障碍(fascial manipulation for internal dysfunctions,FMID)的实际应用的物理治疗师。他们在这一较新的治疗方法方面的专业知识有助于在国际上传播这一技术。他们的病例报告是对一名 43 岁女性慢性双侧脚跟疼痛治疗背后的临床推理过程的分析。最初应用肌肉骨骼方法,结果发现疗效持续不超过几天,更深入的问诊使他们采用 FMID 方法,且被证明是相当有效的。此外,7 个月后的治疗后随访显示了与内部结构改变相关的有趣进展。

作者背景

Andrea Pasini

　　我在手法治疗方面的职业生涯始于 2001 年,当时我在一个业余足球队(萨维尼亚尼斯,意大利)做运动按摩治疗师,同时完成了我的物理治疗学位。2003 年从意大利博洛尼亚的 Studiorum

大学毕业后,我继续在足球队工作,但我也开始在私人诊所工作。我最初研究和应用的技术包括 Souchard 的整体体位再教育方法,Bienfait 的软组织技术,特别是 pompage,以及各种形式的电疗法,如 TENS,超声波和激光疗法。我目前在私人诊所工作,并且教授 FMID 课程。

Stecco 筋膜手法的经验

　　当我在 2004 年开始学习 FM 时,我对两个主要方面产生了深刻印象:

　　1. 减少治疗次数以达到一个更令人满意的结果。

　　2. 即使在急性期也有可能取得良好的结果。

　　FM 治疗每周只进行一次,而 pompage、姿势技术和电疗需要每天至少进行 10 次。一开始,我怀疑每周的治疗是否会有效果,但实际上恰恰相反,FM 的结果比每天的 pompage、姿势技巧和电疗法更明显! 这种观察彻底改变了我的做法。我开始看更多的患者,但每个患者每周只看一次,而且通常很快就能出院,为我的患者节省了时间和金钱。此外,在急性情况下,我曾局限于使用电疗来减少局部炎症和疼痛,然后逐渐引入功能再教育。然而,如果疼痛

再次发作,我将被迫暂停功能再教育。相反,即使在急性期也可以使用 FM,因为治疗总是在离发炎部位一定距离的地方进行。显然,任何禁忌证或危险信号都需要考虑,但疼痛和炎症不是 FM 的禁忌证。虽然大多数方法集中在有症状的区域,但这种方法教会了我寻找问题的原因,这通常是在距离疼痛部位很远的地方。通过这种方法,我几乎可以治疗所有的急性患者,通常在一或两次治疗后症状明显减轻。必要时,我遵照医学和循证指南直接对疼痛部位进行治疗。

我观察到,仅使用旨在纠正姿势张力而不直接释放肌筋膜序列上的筋膜致密化的疗法,并没有取得稳定的改善。因此,我尝试整合这两种方法。然而,正如 Ćosic(Ćosic et al,2014)所建议的那样。我注意到,随着我在 FM 方面的经验以及我在徒手技术方面的准确性和效率的提高,关于姿势教育的工作变得越来越不必要。

作者背景

Lorenzo Freschi

从 1994 年开始,我在切塞纳篮球队当了 7 年的队医。我还在公共卫生部门工作了 20 年,其中 15 年在烧伤特护病房。我目前在私人执业。我从 1998 年开始学习 FM,并于 2012 年完成了肌肉骨骼功能障碍的一级和二级教师培训。后来我成为了 FMID 的一名教师,也被称为三级教师。

Stecco 筋膜手法的经验

我第一次接触 FM 是作为一个患者。我患有慢性腰痛,用这种方法很快就解决了,这给了我学习这种方法的动力。这个方法的两个关键方面是:

1. 其明显的疗效和效率,当筋膜成分占优势时,在有限的治疗疗程中产生最佳结果。

2. 通过一次精确的访谈来推测并随后区分筋膜功能障碍的成因的可能性,通过这次访谈要绘制方法特异性的评估图。

该方法基于患者的个体功能障碍,不遵循任何标准化协议,针对解决问题而形成 FM 的个性化应用。

这种推理方法属于“健康艺术”的科学范畴。分析从症状开始,假设病因,通过运动和触觉验证来验证假设,并在治疗后和后续的随访中立即评估结果。

这种方法促使治疗师对每一个患者身上、内脏和心理上表现出的不适做出越来越全面的解释。最初,有必要将这种方法分成几个部分(肌肉骨骼、内脏和心理)来分析它的作用方式。然而,在实践中,有可能选择并经常结合 FM 中不同的手法技术,以便为特定的疼痛或困扰提供解决方案。

在不久的将来,随着 FM 这种方法在未来的发展,可以把功能障碍的解释作为全面紊乱的一种表述,这种紊乱基于时间轴,传至躯体、内脏和心理的各个方面。我们需要不断提醒自己,我们只是帮助患者重建自身和谐与幸福的工具或钥匙。

6. 从肌肉骨骼系统到内部功能障碍的张力代偿，或反之亦然？

病例报告

从肌肉骨骼系统到内部功能失调的张力代偿，或反之亦然？

这个案例是那些里程碑式的案例之一，帮助我们在与FMID合作的最初阶段更好地理解它，并推进我们的临床推理。它有一个线性的年表，它说明了筋膜如何重组身体功能，以实现自身的稳态和健康。

简介

SC，43岁女性，双侧跟骨疼痛，右侧多于左侧，持续5~6个月。她在一家家禽养殖场做挑选员，每天必须站8个小时左右，但没有要求她举起任何特别重的重物。她每周上三次健身房，但体重仍略超重（80kg，170cm高；体重指数：28）。口述分级评分（verbal rating scale，VRS）的疼痛程度从夜间的5分到早晨的9分不等。负重时的疼痛剧烈，以至于SC不得不坐在一个高凳子上改变她的工作姿势。然而，走路和站着仍然很痛苦。在最初的几个月里，当疼痛减轻时，伴随着腿部沉重的感觉，有时也会疼痛并肿胀。下肢多普勒超声检查呈阴性。脚的X线片突出了明显的跟骨骨刺，分布在跟骨和足底区域，以及跟腱周围。

既往无踝关节或其他部位的肌腱病、外伤、骨折或扭伤病史。没有伴随疼痛的报告，但以前的疼痛包括8年前开始的骶旁区下腰背痛（LBP）。这种LBP偶有复发，持续数天，但只要服用一剂常用的抗炎药就能很快恢复。骶椎疼痛与长时间站立时的工作压力有关。在过去的2~3年里，去健身房锻炼明显减少了复发。

在被问及内部功能障碍时，SC默默地透露，她不得不服用治疗轻度高血压的药物。鉴于父母双方都患有这种疾病，轻度高血压可能是基因遗传或家族遗传的结果。她不记得高血压是在LBP之前还是之后发生的。

之前的治疗，包括一系列激光治疗和针对疼痛的脚跟的超声波治疗，都没有结果。随后对跟腱进行超声和磁共振检查，诊断为双侧附着点病和足底筋膜炎，并进行了第二轮激光治疗和超声波治疗、消炎和矫形治疗，但没有效果。

然后建议SC尝试局部注射可的松和利多卡因，然而，她选择在继续这些注射之前尝试一些FM治疗。

临床推理

在回顾之后，详细阐述了一个假设。考虑到之前没有创伤或肌肉骨骼功能障碍，该假说分为两种选择：

1. 由于与工作相关的腰部（lu）、骨盆（pv）和脚踝（ta）区域的过度使用而引起的肌肉骨骼功能障碍。文献中的不同文章涉及体位变化、负荷和足跟疼痛（Cruz-Montecinos et al，2015；Kirk-patrick et al，2017）。

2. 由于高血压，循环系统（ACI）的内部功能障碍（Stecco L & Stecco A，2016）。这种功能障碍可能导致肌肉骨骼系统的继发性张力补偿。

因此,在 SC 的病例中,张力代偿的方向可以是躯体-内脏方向,也可以是内脏-躯体方向。关于下腰背痛和高血压的时间顺序仍然存在疑问,后者可能是家族性的。此外,患者的职业对她的姿势稳定性提出了要求,尽管经常锻炼,她仍然超重。

因此,为了进行运动和触诊判定(PaVe),我们选择了肌肉骨骼功能障碍的第一个假说。

辨证论治

动作判定

动作判定显示,她的足跟无法承受重量,疼痛向腿后侧放射。这种疼痛可能是由于对脚和足底筋膜的过度压力所致。因为这些筋膜是连续的(Stecco et al,2013;Wilke et al,2016),如果其中

一个太僵硬,它可以牵拉其他筋膜,导致牵涉痛。

触诊判定

触诊判定在多个平面上清楚地找到了致密化的协调中心(center of coordination,CC)。最差的是矢状面,其次是水平面。在一些对角链上也有致密的融合中心(center of fusion,CF),特别是在小腿(ta)节段和膝(ge)节段。足(pe)部的所有点位也都疼痛和紧张。ta 和 ge 节段的致密点暗示着可能有两条对角链产生了性状的改变,即 an-me 和 re-la。但是在足(pe)和骨盆(pv)节段的特定触诊中并没有发现这两条对角链的问题。

第 1 次治疗(表 6-1)

表 6-1					
治疗点	re-ta rt	an-ge rt	an-pe rt	re-ta lt	an-pe lt

考虑到总体症状和体征,治疗从矢状面开始。

在膝关节(ge)、踝关节(ta)和足部(pe)治疗负责矢状面运动的肌筋膜单元的致密点 CC(图 6-1)。

治疗后,SC 立即能够行走而不跛行(VRS 4 分)。单腿负重仍然很痛,但无牵涉性疼痛。

第 1 次治疗后的状态

一周后,SC 报告说,虽然治疗过的点位几天内还仍然有触碰痛,但治疗后

的第二天晚上没有出现疼痛以及隔天早晨也能够负重且仅有轻微疼痛。治疗后的头两天,除了上楼梯和右足旋转外,基本上没有疼痛。然而,从第 3 天开始,情况逐渐恶化,先前的脚后跟症状又出现了,尽管与脚后跟有关的腿痛消失了。在阐明了没有不良事件发生导致这种复发后,SC 被问及治疗后是否出现了其他症状。她报告说,头两天头痛得很厉害,与月经周期开始时的情况相似,但甚至比平时更厉害。她吃了止痛药来缓解疼痛。

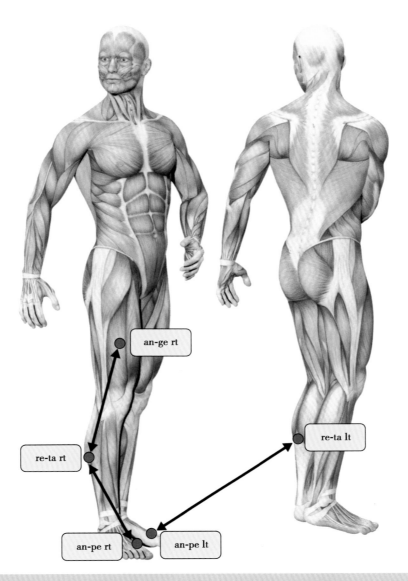

图 6-1 第 1 次治疗期间在膝（ge）、踝（ta）和足（pe）中负责矢状面运动的肌筋膜单位的致密协调中心图示。右腿：前-膝（an-ge rt）、后-小腿（re-ta rt）和前-足（an-pe rt），左腿：后-小腿（re-ta lt）和前-足（an-pe lt）。黑色箭头表示连接点的张力线

当被问及月经问题,如节律、血流或疼痛时,她回答为否定。当被问及任何与甲状腺或肝脏有关的腺体问题时,她认为这些提问是不恰当的,感到非常恼火。但她仍然回忆起一种轻微的甲状腺功能减退,这种症状不需要药物治疗,但可能是新陈代谢变慢的原因,这与她减肥的问题有关。

我们询问了盆腔内部器官的症状,特别是肠道、膀胱和生殖器官的症状。SC 报告说她右侧有一个 3cm 的无症状卵巢囊肿,在过去的六、七年里一直在监测。

再次临床推理

这一新的信息表明,她的脚后跟疼痛可能与盆腔区域的卵巢囊肿有关,而盆腔囊肿与甲状腺功能减退和经前头痛一起暗示着可能存在腺体序列功能紊乱,尤其是内分泌器官(AEN)功能紊乱(Stecco L & Stecco A,2016)。

因此,决定采用 FMID 方法进行第 2 次治疗。

第 2 次触诊判定

采用 FMID 的方法,触诊判定最初

指向躯干壁前侧,它强调了两种常见的张力线(锚索):前后(AP)张量和斜向(OB)张量。第二步是触诊颈部(cl)和头部(cp)节段的控制锚索,发现前后(AP)张量中的 an-me 和 re-me 具有最严重的致密化,这就证明了前后(AP)锚索最致密。触诊判定第三步,针对下肢远端张力(ta 和 pe 节段),再次强调了 an-me 和 re-me 上致密的 CF。

虽然管性序列通常与前后 AP 锚索有关,腺体序列与斜向 OB 锚索(内旋和外旋)相关,但在这种特殊情况下,发现点位的全面关联性是分散在多个节段中的,包括骨盆、下肢、头部、颈部和上肢,AEN 功能障碍的假说得到证实。

第 2 次治疗(图 6-2,表 6-2)

在治疗 re-me 和 an-me 的最痛和最致密的点和关联点(后侧点)以及踝关节节段远端张量(re-me-ta bi)后,动作判定与第 1 次治疗后一样无症状。

表 6-2				
治疗点	re-ta bi	re-me-ta bi	re-me-pv bi	an-me-pv 2 rt
	an-me-lu 2 rt	an-me-th 2 lt	an-me-cl rt	re-cl lt

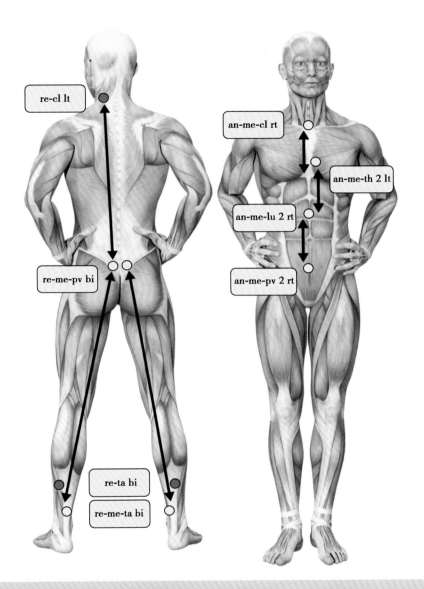

图 6-2 第 2 次治疗期间治疗的协调中心（CC）和融合中心（CF）的图示。位于颈部，左侧（re-cl lt）和右侧（an-me-cl rt）；位于胸部，左侧（an-me-th 2 lt）；位于腰节段，右侧（an-me-lu 2 rt）；位于骨盆，双侧（re-me-pv bi）和右侧（an-me-pv 2 rt）；位于小腿，双侧（re-ta bi）和双侧（re-me-ta bi）。黑色箭头表示连接点的张力线

结果

第 2 次治疗一周后，SC 通过电话报告说，所有症状都完全消失了。患者对卵巢囊肿进行超声检查后被要求在 6 个月后复查。实际上，7 个月后，患者报告她没有任何脚后跟疼痛，超声波检查证实卵巢囊肿已经完全吸收。

讨论

本案例报告强调了阐述一个考虑整个身体的假设所需的分析过程。它还介绍了内脏与肌肉骨骼系统相互作用的一些有趣方面，以及张力如何从内脏向周围（内脏-躯体）分布。

FMID 治疗，实际上一般 FM 治疗，总是先阐述一个假设。首先，对于最初的假设（肌肉骨骼和内部功能障碍）的犹豫不决与没有确切的疼痛原因有关。通常在 FM 中，甚至在 FMID 中，我们要在以前的病史中寻找原始张力发生后的代偿模式。以前的疾病可能是创伤、手术或内部功能障碍。在这个病例中，肌肉骨骼系统没有出现重要的问题或创伤，这让我们提出了关于内部功能障碍的第二个假设。腿肿和轻度高血压的症状可能与循环系统功能障碍有关，但是：

- 第一个症状（腿肿）也可能与下肢肌筋膜过紧有关
- 第二个症状（高血压）似乎不那么重要，而且可能是遗传的

此外，循环系统与下肢肌筋膜和躯干后侧筋膜紧密相连。腹部大血管（主动脉、腔静脉）和肾脏的筋膜（肾筋膜或 Gerota 筋膜）与椎前筋膜和胸腰筋膜连续（Stecco L & Stecco A，2016）。这就解释了轻微的循环系统功能障碍（轻度高血压）是如何继发于后躯干筋膜的僵硬，这也可能与偶尔的 LBP 发作有关。

相反，另一种单纯的肌肉骨骼假说在 X 线征象（跟骨骨刺）和工作所需的长时间站立姿势中找到了一些互相关联的支持。假设并不具有约束力，但它们确实确定了触诊判定的类型。面对一个决定，治疗师会根据最好的可用信息做出治疗选择。然而，还必须能够分析为什么某一种特定的治疗只能暂时缓解，并根据结果，在下一次问诊上如何改进，并进一步改善疗效。在我们的实践中，也有一些文献表明（Vulcano et al，2014；Ramin et al，2016），在许多患者影像学检查中没有发现任何明显异常，但经常会出现足跟疼痛，或者相反，在有跟骨骨刺的患者中，患者没有足跟疼痛。

其次，患者在第 1 次治疗后表明远端足（pe）节段症状有明显改善，但同时出现剧烈头痛（cp），这一事实表明，下肢的筋膜张力得到释放，但在上身，特别是头部的筋膜张力有所增加。根据 FMID 生物力学模型，四肢（脚踝/脚、手腕/手和头）是身体由于内部功能不全而可以伸展筋膜张力的区域：换句话说，从内容物（内脏）到容器（躯干壁），从躯干到四肢。患者的症状经常出现在四肢。此外，患者将这种头痛描述为类似于她常发生的经前头痛，由此产生了内分泌器官（AEN）参与的假设（Kannan & Claydon，2014）。根据 FMID 中应用的模型，AEN 是腺体序列的一部分，当功能失调时，通常会发现许多分散在四肢（头、脚/小腿和手/前臂）的致密化（Stecco et al，2013）。这种内分泌功能障碍的假说最初被轻度甲状腺功能减退所证实，随着卵巢囊肿的出现，这种假说进一步得到证实。在这里必须强调的是，我们处理的是功能失调，而不是内脏病理。换言之，我们考虑到有轻微异常的区域，以及需要监测但没有病理特征或已确定的病理诊断的区域。

由于我们对盆腔内器官，特别是肠道、膀胱和生殖器官的症状进行了相当细致的问诊，因此，第 2 次治疗以 FMID 方法为导向。选择针对骨盆节段问诊的原因是，患者的下腰背痛（LBP）病史与主诉节段（足跟痛）的关联性，以及躯干到末端的代偿性紊乱（头痛）（Torstensson et al，2015）。在所有筋膜功能障碍，无论是肌肉或内部筋膜的参与，或两者的结合，代偿性紧张的分布不是偶然的，而是遵循可预测的筋膜连接。

在这个特殊的病例中，为了能够理解表现出的功能障碍是否都与腺体序列有关，或者是否可能涉及其他内部序列，提问是必要的。她承认自己有一个直径 3cm 的卵巢囊肿，在过去的六、七年时间里，她的妇科医生一直在对这个囊肿进行定期监测。这一新信息使假设发生了变化。脚跟疼痛可能与盆腔内卵巢囊肿引起的张力有关，也可能就是由这个张力引起的。在最初的数据收集中，患者甚至没有提到这个囊肿，因为它是无症状的。然而，在 FMID 中，即使是骨盆中的小囊肿形成也可能是向下延伸到下肢的张力的来源。

卵巢囊肿的存在，加上轻度甲状腺功能减退和经前头痛，使该假说指向腺体序列，特别是内分泌器官，因此证明了 FMID 方法在第 2 次治疗中的合理性。

有趣的是，在第 2 次 FM 治疗 6 个月后的下一次盆腔超声检查中，发现卵巢囊肿已经完全被吸收。正如妇科医生所证实的那样，这种情况可能会发生，尽管根据患者的说法，专家相当吃惊。脚后跟的疼痛也完全消失了，这一事实确实值得思考。实际上，作为理疗师，我们也应该问问跟骨骨刺怎么样了（Williams et al，1987）？

结论

本病例报告强调了张力代偿是如何发展的，以保护内脏，损害肌肉骨骼系统，以及如何将来自内脏的张力传递到四肢，试图重建张力和谐。这种张力平衡是控制内脏、血管和某些腺体的平滑肌的自主神经节保持正常功能的基础（Stecco L & Stecco C，2014）。

此外，它证明了目前的症状并不一定是该区域功能障碍的原因。随着筋膜解剖学的经验和知识的增加，肌肉骨骼和内部功能的二分法，这在一开始是很难理解的，变成了纯粹的教学辩论。FM 方法的完整性和复杂性只有通过对解剖学和生理学的执着和热情，以及不断的临床实践才能掌握。

引用这种方法的创始人 L Stecco 的话说："你找到了你要找的东西，但你要找的正是你知道的东西。"由此而引出这种方法的标志"Manus sapiens potens est"（知识渊博的手是有力量的），这两个原则总结了开发这种治疗方法的人的努力和奉献精神。

参考文献

Ćosić V, Day JA, Iogna Prat P and Stecco A (2014) Fascial manipulation method applied to pubescent postural hyperkyphosis: A pilot study. Journal of Bodywork and Movement Therapies 18 (4) 608–615. doi: 10.1016/j.jbmt.2013.12.011.

Cruz-Montecinos C, González Blanche A, López Sánchez D, Cerda M, Sanzana-Cuche R and Cuesta-Vargas A (2015) In vivo relationship between pelvis motion and deep fascia displacement of the medial gastrocnemius: Anatomical and functional implications. Journal of Anatomy 227 (5) 665–672. doi: 10.1111/joa.12370.

Kannan P and Claydon LS (2014) Some physiotherapy treatments may relieve menstrual pain in women with primary dysmenorrhea: A systematic review. Journal of Physiotherapy 60 (1) 13–21.

Kirkpatrick J, Yassaie O and Mirjalili SA (2017) The plantar calcaneal spur: A review of anatomy, histology, etiology and key associations. Journal of Anatomy 230 (6) 743–751. doi: 10.1111/joa.12607.

Ramin A, Macchi V, Porzionato A, De Caro R and Stecco C (2016) Fascial continuity of the pelvic floor with the abdominal and lumbar region. Pelviperineology 35 3–6.

Stecco C, Corradin M, Macchi V, Morra A, Porzionato A, Biz C and De Caro R (2013) Plantar fascia anatomy and its relationship with Achilles tendon and paratenon. Journal of Anatomy 223 (6) 665–676. doi:10.1111/joa.12111.

Stecco L and Stecco A (2016) Fascial manipulation for internal dysfunctions: Practical part. Padua: Piccin, pp 151, 159.

Stecco L and Stecco C (2014) Fascial manipulation for internal dysfunctions. Padua: Piccin.

Torstensson T, Butler S, Lindgren A, Peterson M, Eriksson M and Kristiansson P (2015) Referred pain patterns provoked on intra-pelvic structures among women with and without chronic pelvic pain: A descriptive study. PLoS One 10 (3). doi:10.1371/journal.pone.0119542.

Vulcano E, Mani SB, Do H, Bohne WH and Ellis SJ (2014) Association of Achilles tendinopathy and plantar spurs. Orthopedics 37 (10) 897–901.

Wilke J, Engeroff T, Nürnberger F, Vogt L and Banzer W (2016) Anatomical study of the morphological continuity between iliotibial tract and the fibularis longus fascia. Surgical and Radiologic Anatomy 38 (3) 349–352. doi: 10.1007/s00276-015-1585-6.

Williams PL, Smibert JG, Cox R, Mitchell R, Klenerman L (1987) Imaging study of the painful heel syndrome. Foot and Ankle 7 (6) 345–349.

机动车事故后慢性颈痛的治疗

Cheryl Megalos,加拿大

编者评论

许多人在经历了一场车祸后幸存下来,但长期忍受着慢性疼痛。本文作者报告了一个病例,是一位32岁的行政人员在驾驶的车辆中被另一辆车撞后,颈部慢性疼痛和头痛超过2年。三个疗程的治疗解决了患者的症状,并给这个慢性疼痛患者带来了远期疗效。作者是2010年在意大利举办的第一届筋膜手法英语课程的参与者,介绍了她在第1次评估患者时记录错误动作模式的个人方式。她在本病例报告中讨论了治疗如何从最初的肌肉骨骼方法演变为内部功能障碍方法。治疗不能归入某个系列的方案,它是基于患者的个人症状和治疗师所认为的致密化或改变的组合。当筋膜层恢复到正常的滑动,潜在的致密化可能出现,要求治疗从一个疗程及时转变到下一个疗程。

作者背景

1994年,我从英属哥伦比亚大学(University of British Columbia)获得理学学士学位后,最初在一家骨科诊所担任物理治疗师。1996年至今,我一直在一家私人治疗诊所工作。我目前在加拿大温哥华一家繁忙的矫形外科诊所担任手法理疗师,主要治疗慢性疼痛、肌筋膜紊乱、术后护理(如乳房切除术后),以及同事推荐的手部损伤和口腔面部功能障碍。我的研究生课程包括加拿大手法物理治疗学院课程,并于2007年通过了肌内刺激(IMS)认证。我是加拿大不列颠哥伦比亚省和美国夏威夷州的注册物理治疗师。

简介

作为一名在繁忙行业工作的物理治疗师,我经常接触到骨科环境中的慢性疾病。虽然我确实与其他同事合作,如持证手法治疗师和专注于颞下颌关节疼痛的临床医生,但我的客户包括各种情况和复杂的个案。我的教育以矫形学和关节学派为主,在完成了加拿大手法物理治疗师学院的课程后,我的实践重点是外周和脊柱关节的高速推力技术、运动肌肉控制的练习和适当的生物力学分析。这种方法得到了一些好的结果,但是,在多年使用这些技术之后,我发现症状经常会复发。我的导师总是强调,一个关节不应该被操纵多次;相反,可能有其他力量在起作用,限制了关节的正常滑动。

一种针刺技术——肌内刺激(IMS),是另一种同时作用于肌肉和影响关节的神经的技术。该方法的理论考虑了从神经性疼痛模型中获得的肌筋膜疼痛。在与 Chan Gunn 博士学习后，我开始使用干针疗法。结果关节灵活性得到改善，而较少需要调动或操纵关节。然而，仍有一些人有反复发作的症状。还有一些人不能（或不想）接受针刺治疗。对这些个体，采用软组织方法，试图达到与针相同的效果。我发现只治疗胸部就可以改变上肢的"神经张力"测试，但由于我并没有像用针那样影响深部肌肉，所以我不清楚这是怎么发生的。

用针刺治疗时，针穿过身体不同部位的筋膜，如胸腰筋膜和大腿，也引起了一些关于皮下和肌肉内部结构的问题。在一些人身上可以感觉到针穿过厚厚的可识别的组织层，但在另一些人身上却感觉不到。同样，被针刺的组织缺乏柔软的感觉让我停下来思考。例如，在没有指导的情况下，你无法将针插入这样的组织，因为它感觉更像是试图刺入一个坚固的结构，如木头，而不是一个柔软的可收缩的组织。这是什么原因呢？

由于这些原因，我开始关注和学习筋膜的知识。我的第一门课程是 John Barnes 的肌筋膜释放法（Barnes，1990）。遗憾的是，似乎缺乏以研究为基础的教学材料，在应用这些技术后，我取得了有限而短暂的成功。然后我开始研究 Thomas Myers 的《解剖列车》一书（Myers，2009），这本书给了我一些有趣的信息，后来我在其他筋膜研究人员的工作中发现了类似的信息。

受 2009 年阿姆斯特丹第二届筋膜研究大会启发，我仔细研究了研讨会和主题演讲中的多种治疗方法，L Stecco 的筋膜手法（fascial manipulation，FM）引起了我的注意。我发现即将在意大利开展筋膜手法课程，这是第 1 次提供英语教学（2010）。意大利是世界上我最喜欢的地方之一，在我考虑了去意大利旅行的两难之后，我决定尝试一下。我通过阅读 L Stecco 的筋膜手法文本（2004）为本课程做准备，内容包括该技术的理论及其解剖学和生理学基础。在这本书的帮助下，我开始深入研究筋膜，这是我迄今为止所受教育的一个新的转折点。

Stecco 筋膜手法的经验

在意大利举办的第一个 Stecco 筋膜手法（fascial manipulation-Stecco method）课程组织良好，课程中学习并探索了一种观察肌肉骨骼系统的新的方法，这种方法是由物理治疗师 L Stecco 提出的。他提出了一种考虑筋膜与肌肉、神经、血管、关节、肌腱等共同作用的生物力学模型。这表明筋膜具有延展性，特别是在疏松结缔组织成分内（Stecco A et al，2016），筋膜的限制可能是许多人遭受长期问题的根源。然而，目前的评估和治疗的物理治疗模型并没有解决这方面的问题，这太令人震惊了！最重要的是，在观察治疗过程中，我们可以看到，在对少数几个精心选择的点（这些点往往远离感知疼痛的区域）进行操作之后，客观和主观上都会有重大变化，从而为新的临床推理开辟了道路。

自从我把 FM 引入我的实践中以后，当有人主诉肌肉骨骼问题时，我不再只是单纯考虑患者陈述的疾病和痛苦。相反，参考 Stecco 模型（Stecco L & Stecco C，2009），全面的病史追踪和总结可以更好地理解患者的问题是如何发生和发展的。在此之前，我的患者和我自己都经常提到"起病隐匿"。现在我确保患者的症状和病史在开始客观评估之前是有意义的，能够得到充分的分析，并且在整个治疗过程中，在治疗之前和治疗期间都是如此。患者个人的满意度提高了，特别是那些在神经、肌肉和关节的其他治疗上收效甚微的人。这给了我进一步研究筋膜系统的动力。

目前，Stecco 筋膜手法是我临床操作的核心。它使我能够以这样一种方式来分析人体——充分考虑张力代偿使全身筋膜组织产生变化。从这开始，许多需要肌肉的募集和组织的延伸来改善关节活动范围（ROM）的问题可以得到解决。筋膜，一种由本体感觉器官高度支配的组织，如鲁菲尼小体、帕西尼小体和自主神经末梢（Stecco C et al，2008；Tesarz et al，2011），可以影响肌肉骨骼系统对压力和张力的反应。研究中另一个重要的发现是，肌梭，一个重要的牵张感受器，调节 α 运动神经元的募集，与筋膜系统的关系非常密切，包括深筋膜、肌外膜、肌束膜，甚至脆弱的肌内膜（Stecco C et al，2007）。如果肌梭由于组织的活动性改变不能做出反应，那么就会出现关节活动范围（ROM）改变、肌肉募集改变，因此，肌肉力量和本体感觉都会受到影响。这可以解释为什么在仔细指导患者如何进行运动（如核心锻炼）后，尽管他们非常服从指导，但是仍然无法达到预期的效果。在恢复筋膜内的感受器传递正常传入信息的能力后，康复可以包括运动来改善身体的运动招募和运动，从而避免症状复发和同样的不适当的运动。

病例报告

机动车事故后慢性颈痛的治疗。

简介

G 是一位 35 岁的女性，她表现为颈部外侧疼痛，右侧比左侧更明显，同时颈部前外侧有明显的压痛。当颈部症状恶化时，相关侧会出现偏头痛，每周多次。这些症状与她在两年半前发生的一次机动车事故有关，当时她驾驶的车辆乘客侧被撞。事故发生两天后，她回忆起自己右小腿抽筋，左颈疼痛，右颈疼痛。她还报告说，在评估前 6 个月（受伤后 2 年）出现吞咽问题，以及眼睛干涩和左手第四和第五指麻木。检查包括 X 线，磁共振成像和肌电图，所有这些都是阴性的。以前的治疗，如理疗和按摩疗法，据说对她的症状没有持久的改善。

在评估的时候，G 报告说她的颈部症状由于熨烫、修剪草坪和行政人员的工作姿势而明显加重。

临床推理

考虑到 G 已经接受了治疗，但疼痛并没有缓解，并且出现了诸如眼睛干涩、吞咽困难和左手麻木等症状，在 Stecco 生物力学模型中，这些症状可能与冠状面有关，我假设通过处理这个结构来处理筋膜系统是非常合适的。特别是，症状显示沿着 me 序列链延伸（见"讨论"）。另一个假设可能是管性序列中的功能障碍，这是筋膜手法治疗内部功能障碍（fascial manipulation for internal dysfunctions，FMID）模型的一部分，包括前-内和后-内锚索。这种对症状和体征的分析总是可以提出一个假设，但它从来都不是结论性的（正如本例中的第一种治疗方法所证明的那样）。它必须通过一个客观的检查，包括运动和触诊检查来证实。然而，通过综合考虑患者的症状、病史和在 Stecco 对筋膜系统的解释中出现的体征，它确实帮助我决定了用动作判定（MoVe）检查的是哪一个身体节段，这是 FM 中使用的客观评估的第一部分。

辨证论治

动作判定

由于 G 似乎对她的颈部活动特别注意，我选择检查颈部（cl）节段和肩胛（sc）节段的运动，在筋膜手法中星号用来表示疼痛、活动范围受限或虚弱，在我的评估表中，我也喜欢详细说明这些因素中哪些是错误的，以及是否有其他明显的迹象，如恐惧或担心。我通过给每个元素分配一个数字来做到这一点（1 活动范围受限；2 恐惧；3 疼痛的位置和持续时间）。因此，我可以记录下动作判定的结果，如表 7-1 所示（见每次错误动作图片下方的解释）。

表 7-1　动作判定（MoVe）			
MoVe	la-cl bi* 1	re-cl** 2	an-cl*** 3	me-sc rt***
解释结果	双侧颈外侧屈曲受限	疼痛恐惧限制了她的颈部后仰（50%）	头痛位置（仰卧）	120°肩内收无力
MoVe	la-sc-lt***	er-sc rt**	re-sc pain≥cu***	
解释结果	120°肩外展无力	右颈旋转受限 50%	右肩胛骨后伸抗阻导致肘部疼痛	

触诊判定

首先触诊颈段，然后触诊右小腿（ta）节段。选择后一段是因为我对 G 在她出事的第二天记忆中的抽筋感到好奇。另外，在观察中，G 的左侧小腿和大腿后部静脉曲张，当她俯卧时，我注意到她的左脚和脚踝的位置与右足相比，左脚呈现内翻状（图 7-1）。

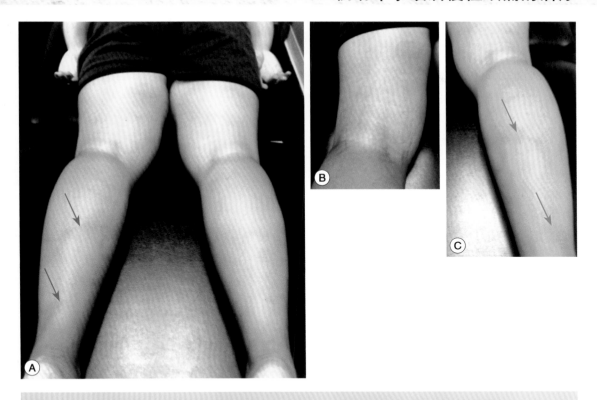

图 7-1 显示左腿后、大腿和小腿的静脉。还要注意髋关节的内旋和左后脚的内翻

在 FM 中,星号再次被用来记录触诊时的疼痛,治疗师对致密化的感觉,以及是否引起任何相关疼痛。触诊检查显示,如表 7-2 所示,协调中心(center of coordination, CC)疼痛和致密化。

表 7-2 最初的触诊判定

er-cl rt***	er-sc lt**	la-cl rt**	ir-cl rt**	ir-ta rt***

第 1 次治疗

水平面。

我选择处理水平面(ir/er),因为这是最明显的致密化。此外,头痛从颈椎后方一直延伸到耳朵后方和上方,进入颅骨深筋膜,可能与水平面有关。因此,这些联系也许可以解释她的头痛,因为它们有相似的模式(表 7-3)。

表 7-3 第 1 次治疗

治疗点	er-sc lt	er-th rt	er-th lt	ir-ta rt
治疗后 MoVe 改善	la-cl bi	re-sc	me-sc rt	

有趣的是,这里注意到在一个平面(水平面)上的治疗如何改变在冠状面和矢状面上的运动,这是这种筋膜工作的常见情况。

第 2 次复诊

一周后。

当 G 在 1 周后回来时,她报告说,第 1 次治疗后 1h,她的眼眶后头痛恶化了很短一段时间,然后疼痛也出现在她的颈部右侧(cl rt),但从那时起,她没有任何头痛。

然后将触诊判定(PaVe)延伸至其他节段-肩胛骨、腰椎和胸部。有趣的是,在矢状面上出现了主要的致密化迹象,一些融合中心(center of fusion,CF)也出现了疼痛和致密化。

第 2 次治疗

矢状面,并加了三个融合中心点。

我选择改变到矢状面有几个原因。关于这些症状,我最初的假设仍然是有效的。因此,触诊四肢和躯干时,结果显示沿着中线,这与血管序列相关(图7-2;表7-4)。

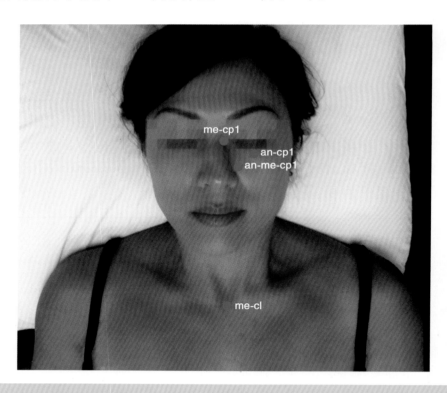

图 7-2　人们经常可以发现与干眼症相关的内眦面部筋膜的改变:me-cp 1 协调中心(me-cp 1 lt)。特别是,对于这个患者,an-cp 1 协调中心(an-cp 1 lt)也受到影响。两个点都与an-me-cp 1(an-me-cp 1)的融合中心相连。还应注意内-颈(me-cl)协调中心的位置

表 7-4　第 2 次治疗					
治疗点	re-me-cl lt	re-cl lt	re-sc lt	an-cl lt	me-cl
	an-me-sc 2 rt	re-me-th 1 rt	an-cp 1 lt	me-cp 1 lt	

第 3 次复诊

一周后。

G 报告说她没有任何头痛，但在颈部区域有一些从 rt 到 lt 的交替疼痛。她报告的吞咽困难并不明显，她也不记得在过去一周有任何困难。她还记得年轻时曾扭伤过脚踝（她不确定是哪只脚踝），但在最初的回忆中忘记了这一点。

第 3 次治疗

筋膜内部功能障碍 FMID（表 7-5）。

表 7-5　第 3 次治疗				
治疗点	re-me-ta 1 lt	me-ge lt	re-me-cx lt	re-me-cx rt
	re-me-sc lt	me-sc lt	me-lu 2（图 7-3）	

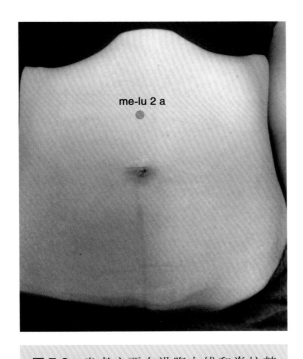

图 7-3 患者主要在沿腹白线和脊柱棘突上发现有致密化（me 序列链的协调中心）或仅位于腹白线和脊柱的旁侧（an-me 和 re-me 融合中心）。图中显示了 me-lu 2（内-腰 2 前侧）的 CC

考虑到她最近回忆的踝关节可能存在未解决的损伤，这可能是导致她远端症状的一个因素，下肢和骨盆的中-后位 CF 的治疗将这些症状转移到了她的小腿和夜间抽筋上。当使用 Stecco 筋膜手法的 FMID 方法时，它考虑治疗四肢远端张力，以及头部和颈部，以帮助缓解可能受到影响的躯干的症状。骨盆和肩胛带也是 FMID 评估和治疗的重要区域，在本次治疗中包括 re-me-cx 双侧 CF（图 7-4、图 7-5），以及 an-me-sc 和 re-me-sc。

经此治疗后，患者在各个方向的颈关节活动度（cl-ROM）及颈部屈曲强度（an-cl）均有明显改善。

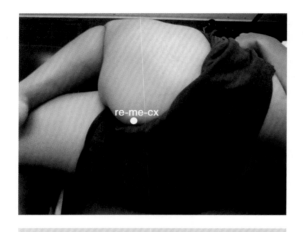

图7-4 re-me-cx 位于耻骨尾骨筋膜上方,患者侧卧

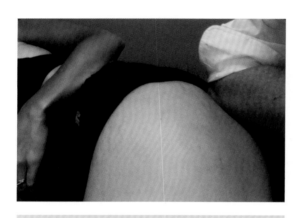

图7-5 考虑到骶骨中的组织数量,治疗师在骶骨的位置可以最有效地治疗 re-me-cx

结果

经过三次治疗后,患者表现出完全的颈椎活动度,颈部屈肌力量,头痛消失,颈部疼痛明显减轻。G 还报告说她眼睛的干涩感已经消失。小腿抽筋减少,但在正确的姿势和臀部肌肉的激活方面还需要进一步的处理。由于她在一个她称为"壁橱空间"的地方做行政工作,人体工程学方面的考虑也有助于她的康复。

讨论

在考虑治疗的重点时,G 似乎有症状已经解决和尚未解决的特定区域,特别是颈部区域。筋膜内的张力代偿可以沿平面进行,也可以与内部功能障碍有关。如果你不处理可能涉及的其他方面,这些将不会对治疗产生反应。冠状面包括肢体和躯干的 la 和 me 序列线。尤其是躯干的 me 序列线,在前面包括颈白线、胸骨上方的胸肌筋膜、腹部和后棘突(交叉点)上方的白线,也就是腋下韧带、胸棘上韧带和棘间韧带,腰棘间韧带和骶尾骨之间的耻骨尾骨筋膜缝上方(Stecco L,2004)。这些肌筋膜序列也可能与某些内部功能障碍有关,如本文所报道的。例如,干眼症,可能与 me-cp 1CC 有关;腿部痉挛与 me-lu、me-pv 和 me-cx 的 CC 有关,延伸至 me-pe(Stecco L,2004);吞咽问题可能与 me-cl 的致密化有关(Stecco L 和 Stecco C,2013)。特别是,内侧线可能与血管问题有关,这名患者的腿部有静脉曲张,尤其是左侧(Stecco L & Stecco C,2013)。

在我发现 FM 的广泛影响之前,它具有影响和修改深筋膜的细胞外成分的潜力(Pavan et al,2014),并且在我临床使用 FM 之前,我从来没有想到我能治疗吞咽异常或干眼症(我可能会抓头,而无视两者,无法治疗它们)。另外,我可能只考虑将弹力袜用作治疗静脉曲张的方法,以此为她提供建议。我可能会感到非常沮丧和困惑：为什么在脊柱周围进行的治疗对于改善她颈部的症状没有明显帮助。目前，如果我听说有某个部位被直接治疗了，但是并没有长期的效果，我会立刻考虑到这不仅仅是直接处理疼痛区域那么简单。

通过应用 Stecco 模型并利用我现在有关筋膜连接的知识，考虑到症状的位置肯定有助于我进行临床推理。然而，对于患者 G 来说，相比起治疗局部区域来说，治疗向内序列（me）和/或治疗管性序列对他的颈部综合征和小腿抽筋的情况能够有更长久的效果。

首次对 G 进行筋膜滑动性的评估时，因滑动性有改变，其上所找到的致密化暗示了水平面所受影响更大。

然而，针对该平面的第 1 次治疗并不能完全缓解颈部和腿部抽筋的症状。在这种情况下，触诊头部，颈部，躯干和四肢可能非常有用，因为它可以突出显示某个平面或序列，然后可以对其进行检查以介入。当复查时，me-cp 1 rt 有一些僵硬，但最初并没有涉及。FM 的有趣之处在于，持续跟进的评估能够对致密化有解决方案，以及在治疗后致密感明显转移至其他 CC 或 CF 点，就像 G 第 2 次复查所指出的那样。

在这个特殊的病例中，它从最初的肌肉骨骼方法转变为血管组织方面的问题的方法。当 G 几个月后再次接受治疗时，她反馈说膀胱有点痉挛的感觉，Stecco 认为这是管性序列的一部分。然后通过治疗踝关节内侧、尾骨筋膜、白线和棘上韧带区域来解决这个问题，这些都是 Stecco 筋膜手法 FM ID 模型中典型的与管性序列相关的筋膜组织。

作为本章的综合回访，治疗开始 1 年后，G 报告说，她偶尔在右肩胛脊处感到疼痛，坐了很长时间后，小腿仍然会抽筋。然而，她注意到，如果她能做躯干、肩膀和臀部的募集练习，事情就会很快解决。她没有再出现膀胱痉挛、头痛、眼睛干涩（除了长时间戴角膜接触镜）或吞咽困难。

结论

该案例研究只是一些患者非常有趣的结果其中一个例子，这些患者表现出对其他传统疗法无效的慢性症状，例如由其他合格的治疗师进行的关节松动，肌肉手动治疗和锻炼。对我来说特别突出的是，通过改善深筋膜内疏松结缔组织的滑动，我们可以立即做出持久的改变，而很少有治疗师意识到这一点。与 G 一样，可能需要一些运动训练，以确保患者能维持深筋膜的滑动和筋膜系统的通畅，同时又能应付日常生活所需，这是我们作为物理治疗师的工作重点。此外，考虑到其他的症状，比如抽筋、眼睛干涩、吞咽困难等，可能会导致治疗方向的改变，更不用说有能力帮助有内部功能障碍的人了。在以前，这些都不是我认为自己可以治疗的症状。Stecco 筋膜手法给了我更多的洞察力和临床推理能力来指导我的评估和治疗，给了我更满意和成功的效果。

参考文献

Barnes JF (1990) Myofascial release: The search for excellence. USA: Rehabilitation Services Inc.

Myers TW (2009) Anatomy trains: Myofascial meridians for manual and movement therapists. Edinburgh: Churchill Livingstone, Elsevier.

Pavan PG, Stecco A, Stern R and Stecco C (2014) Painful connections: Densification versus fibrosis of fascia. Current Pain and Headache Reports 18 (8) 441.

Stecco A, Stern R, Fantoni I, De Caro R and Stecco C (2016) Fascial disorders: Implications for treatment. PM & R 8 (2) 161–168.

Stecco C, Gagey O, Belloni A, Pozzuoli A, Porzionato A, Macchi V, Aldegheri R, De Caro R and Delmas V (2007) Anatomy of the deep fascia of the upper limb. Second part: Study of innervation. Morphologie 91 (292) 38–43.

Stecco C, Porzionato A, Lancerotto L, Stecco A, Macchi V, Day JA and De Caro R (2008) Histological study of the deep fasciae of the limbs. Journal of Bodywork and Movement Therapies 12 (3) 225–230.

Stecco L (2004) Fascial manipulation for musculoskeletal pain. Padua: Piccin.

Stecco L and Stecco C (2009) Fascial manipulation: Practical part. Padua: Piccin.

Stecco L and Stecco C (2013) Fascial manipulation for internal dysfunctions. Padua: Piccin.

Tesarz J, Hoheisel U, Wiedenhöfer B and Mense S (2011) Sensory innervation of the thoracolumbar fascia in rats and humans. Neuroscience 194 302–308.

专业音乐家胸廓出口综合征及重复性劳损的治疗

Tiina Lahtinen-Suopanki, 芬兰

Tiina Lahtinen-Suopanki, 芬兰

8

编者评论

音乐家面临着生理层面和心理层面双重的严峻要求, 因为在公共表演期间要保持表演质量需要非常长时间的练习。过度使用引起的疼痛可能使人虚弱, 甚至导致放弃表演。该案例报告详细介绍了一名 30 岁的专业钢琴家的治疗方法, 该钢琴家已逐渐停止了演奏音乐会, 并且不能再弹钢琴超过 10min。作者是一位拥有 38 年经验的物理治疗师, 专门研究手法治疗和运动医学, 她首先解释了自从将 Stecco 筋膜手法整合到她的工作中以来, 她自己的临床推理发生了怎样的变化。然后提供了有关如何通过筋膜手法治疗内部功能障碍 (fascial manipulation for internal dysfunctions, FMID) 来解决明显的慢性神经体征的肌肉骨骼问题的详细信息。还讨论了其他方面, 例如需要考虑心理压力, 触摸和记忆之间的有趣关系以及将同一功能障碍的不同解释整合到自己的练习中。

作者背景

我的物理治疗临床实践始于 1979 年, 我的主要兴趣一直是肌肉骨骼物理治疗。1987 年, 我在挪威的骨科手法治疗 (OMT) 进行专业学习, 2014 年, 我在东芬兰大学 (University of Eastern Finland) 完成了健康科学的学士学位, 主要学科为运动医学。目前我在理疗门诊部工作, 我的临床工作是多方面的: 我为同事、医生和其他医院/机构做了很多关于长期存在慢性疼痛病例和未解决的病例的咨询, 我的病例包括儿童、慢性疼痛患者和职业运动员。我亦曾担任物理治疗师的导师, 从事物理治疗师的手法及运动治疗教育超过 30 年。

我对运动控制障碍和非特异性疼痛等功能障碍背后的潜在因素进行了解, 这是我不断从已有的研究中寻找不同解释和治疗可能性的动力。

Stecco 筋膜手法经验

2011 年 6 月 6 日上午 9 点, 我喜欢称为 "我的方法" 的筋膜手法——Stecco 筋膜手法 (fascial manipulation-Stecco method), 在意大利祖利亚诺开始, 听 C Stecco 关于筋膜解剖和生理学的讲座。我仍然记得在那次演讲中产生的感觉和想法。一个连接体内所有物质的组织, 其功能特性如何能长期隐藏, 从而被排除在物理治疗之外呢? 当我听到

"非特异性"疼痛背后的潜在因素以及运动控制功能障碍的原因时,我的思路开始变得清晰起来。L Stecco 的生物力学模型将运动单元、关节、肌肉、神经、血管成分和筋膜连接起来,它是如此合乎逻辑,以至于开始将人类运动视为所有活动部分的同步总和。作为一名理疗师,我一直在验证运动、时间和可能的张力代偿的变化。然而,我通常从现有的状态出发,注意到变化,开始在有问题的区域处理。FM 模型背后的思想解释了需要找到任何功能障碍原因的必要性。收集数据的整个过程,特别是功能障碍背后的临床推理,把我从以前的评估水平提升到了另一个层次。在我的工作生涯中,我一直在寻找功能失调的新解释,而手法治疗、治疗练习、运动控制、神经动力学、解释疼痛概念(Butler & Moseley,2003)等都拓宽了我的临床推理范围。当然,患者的病史和以前的创伤总是很重要的,但是,在加入了评估病例的 FM 方法之后,我现在明白了我所说的"大局"。为什么有相似症状的人产生功能障碍的原因竟如此不同,或者有类似创伤的人恢复状况竟如此大相径庭,其中的原因已经变得更加清楚。我觉得我的临床推理增加了一个新的视角。

自从 1997 年开始练习针灸后,由于协调中心(center of coordination,CC)点已经很熟悉,在 FM 方法中使用的肌筋膜单元观点相对易于理解。从一个点到身体其他部分的联系,以及患者描述的各种症状,这些症状是由先前彼此分离的躯体和自主神经系统功能障碍引起的,现在有了解剖学上的解释。筋膜的神经支配及其与中枢神经系统(CNS)的神经联系,合理地解释了我每天在患者身上发现的各种困难、长期、慢性的问题。筋膜结构被密集的神经支配,因此,它们为中枢神经系统提供了大量的输入。这些结构可能是外周敏化的一部分,随着中枢神经系统的长期影响,它们也可能在慢性疼痛中发挥作用。筋膜包围着所有的神经结构,从最外围的区域到脊髓,反之亦然。这使得追踪诸如"胸廓出口综合征"甚至小指麻木等潜在的紧张关系变得非常有趣。在经典的人体解剖学和生理学研究中增加了筋膜解剖学和生理学知识,再加上 Stecco 的生物力学模型,为许多"神经性"疼痛状态提供了全新的解释。在我的物理治疗实践中加入 FM 方法后,我对慢性疼痛患者的治疗效果远远超出了以往。唯一的困难是要使其他医务人员相信筋膜可以发挥如此重要作用这一简单事实!

运动控制和神经肌肉训练是物理治疗干预的重要组成部分。通常情况下,运动控制障碍会被识别和命名,并通过练习来纠正和规范这种情况。我是许多专业运动员和舞蹈演员的物理治疗师,在这方面有丰富的经验。我经常问这样一个问题:为什么这个实际上在练习和照顾其肌肉骨骼系统的人,尽管进行了各种锻炼和方法,其功能障碍仍会复发?此外,即使最优化的练习也未取得成果,而它反映出来另一个问题:缺少什么? FM 中使用的生物力学模型对理解筋膜,肌肉内和肌肉外受体以及本体感受器之间的联系非常有帮助。它为抑制模式和运动模式的变化以及不同节段通过连接的筋膜结构对彼此产生的远程影响提供了合理的解释。

从生物心理学的观点来看,在 CC 和融合中心(center of fusion,CF)的治疗过程中,会看到那些长期被遗忘的创伤、事故、恐惧和以前的疼痛经历的记忆是如何浮现的,这是一件非常有趣的事情。创伤后功能障碍常表现为明显的肌肉骨骼疼痛,受到创伤的身体部位与被触摸时所唤起的情感之间的联系会让患者感到惊讶,这通常代表着康复的第一步。这种以筋膜为导向的工作和诱发的情绪之间的密切关系,也是我在治疗长期疼痛患者方面向前迈出的重要一步,特别是在那些缺乏医学检查的患者中。

总结一下自从采用 FM 方法以来,我在物理治疗实践中发生的主要变化,我可以说,无论是在临床推理中获得"大局",还是将整个肌肉骨骼系统与神经系统联系起来,都使我治疗患者的能力提升到了一个更高的水平。基于这些原因,我还接受了成为 FM 讲师的培训,并在 2014 年成功完成了培训。虽然教师培训本质上是出于教会别人使用 FM,并帮助有功能障碍和疼痛的患者,但是这段经历也迫使我深入学习 FM。

病例报告

专业音乐家胸廓出口综合征及重复性劳损的治疗。

简介

E 是一名 30 岁的钢琴家和钢琴教师,她从 7 岁起就一直在弹钢琴。影响弹奏的主要障碍是双侧上肢疼痛、快速疲劳、第二指和第五指之间麻木、手指无力。在 VAS 中,与弹钢琴相关为 9 分,与疼痛、灼烧感和疲劳相关为 4 分。

弹钢琴 5~10min,手臂抬高会引起她的症状。E 也觉得左手手指在尝试快速动作时笨拙。这些症状是 10 年前在一次钢琴比赛中经过一段时间的紧张训练后出现的。她接受了物理治疗,2 年来没有症状,但经过另一个紧张的训练期后症状又出现了,而且根据比赛的次数,在过去的 5 年里症状一直持续。在过去的两年里,她一直不能继续她的钢琴学习。她被诊断为胸廓出口综合征(TOS)。

伴随疼痛

伴随的功能障碍包括全身关节松弛,特别是左肩(hu)。感觉她身体的整个左侧"更紧"了。"为了夜间磨牙症,她戴着咬合夹板,有时咀嚼肌两侧会有压痛(cp 2~3)。"她感到胸闷,尤其是胸骨前部。呼吸很沉重,她有声音问题,疲劳和喉咙紧绷,主要是在早上(cl)。她还因为疼痛而出现睡眠障碍。

E 在 6 年前的一次机动车事故后,偶尔出现腰痛(lu)。她还患有痛经(pv),并有膝外侧疼痛,涉及双腿(ge-ta la bi),走路会加重疼痛。

创伤,骨折和手术

E 6 年前被车撞到,右侧摔倒,头部受伤,需要缝合右前额;她还有大面积的瘀伤。她十几岁时双侧踝关节扭伤,但没有骨折或手术史。

影像学研究

E 在上肢做过两次肌电图检查:7年前检查结果正常;在 FM 治疗前 1 年,左肘部尺神经有轻度传导迟缓。

核磁共振成像显示在 C4-5 和 C5-6 水平有轻度退行性变。

一年前,一名手外科医生在做斜角肌切开术的初步试验时,向右前斜角肌注射肉毒杆菌素,结果证明是无效的。

临床推理

E 被推荐接受 FM 治疗,因为其他康复干预,包括手法治疗(颈部和上肢),运动(普拉提徒手运动),运动想象训练(针对疼痛、偏侧化),感觉训练(弹性管状绷带 Tubigrip、肌内效贴),渐进式暴露疗法(钢琴演奏时长),良性位置性眩晕训练(用于紧张)均仅提供短期或无症状缓解。FM 是她在右侧斜角肌切开术前保守治疗最后的尝试。

我假设,在一个主动性很高的人身上,症状会持续很长时间,除了局部的颈/臂区域或中枢敏化外,还会有其他的诱发和维持因素,而这两方面在之前的干预中都得到了关注。

在 FM 中,患者的全部数据,包括现在的和以前的,提供了整体治疗方案的基础。首先,我解释了 FM 治疗过程,当然,还有外周和中枢疼痛敏感机制,以及她身体里发生的一切是如何影响"大局"的。

我应用 FM 的目标是减轻肌肉骨骼系统和中枢神经系统的总体张力,并创造恢复的环境。

辨证论治

动作判定

动作判定(MoVe)首先在胸节段、腕节段和小腿节段(th、ca、ta)中进行。我根据出现和伴随的疼痛区域以及病史选择了这些部分。我也可以选择颈节段、骨盆节段和手节段(cl、pv、di),但由于她的许多症状也可能指向内部筋膜功能障碍,因此 th、ca 和 ta 片段是可取的,因为胸腔是腹腔的一部分,而 ca 和 ta 段代表远端段,通常可伴有慢性内部功能障碍。此外:

- 有过踝关节外伤(ta),也有过腰椎到脚踝的疼痛(lu-ta)
- 腕关节是肘关节(cu)和手指(di)之间的活动节段
- 在 th 节段有很多症状,双侧上肢症状

也可以从那里参考

MoVe 强调了在水平面和额状面上的疼痛和运动局限性,包括在所有测试平面中的腕部或腕骨无力,以及在水平面上的疼痛和肌肉松弛/缺乏肌肉协调性。胸部(th)的外旋范围非常有限,这激起了她的呼吸困难以及右锁骨上区域的紧缩。所有脚踝运动均无症状,我还对腰椎和骨盆段进行了一些其他检查,这些检查被证明是运动受限且伴随疼痛。还进行了神经动力学测试,突出了在左侧测试期间(图 8-1)以及在上肢张力测试(upper limb tension test, ULTT1)的两侧对尺神经和臂丛神经下部的机械敏感性。

触诊判定

触诊判定(PaVe)从胸段开始。由于长期疼痛和致敏,E 对所有触诊都相当敏感,许多非致密点被广泛涉及。引起与她相似症状触诊的致密点大部分位于 CF。其中一个胸部节段的 CC 也发现致密化(er-th rt),它指的是胸部区域的深度疼痛,引发了她呼吸困难的记忆。

触诊在腕(ca)节段进行,其中右侧 1 个 CF(an-la-ca 1 rt)(图 8-2)因深部疼痛而增厚,并转移至前臂中段及手掌尺侧,另外,两个 CC(la-ca rt 和 er-ca rt)都发现致密化,向手背强烈放射,引起麻木和虚弱的感觉。左侧 me-ca 致密化,她的第四个和第五个手指感到抽筋。

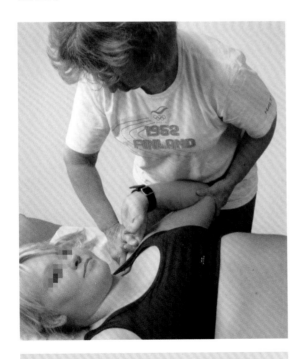

图 8-1 左侧尺神经机械敏感性的神经动力学测试

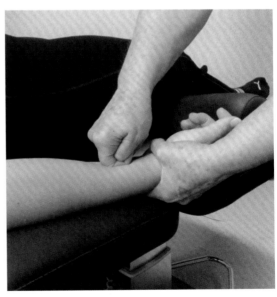

图 8-2 触诊右侧前-外-腕(an-la-ca)融合中心证实存在致密化。融合中心位于前臂远端 1/3 处的近端屈肌支持带,位于桡骨沟内

治疗

考虑到大量 CF 的压痛和广泛的症状，为了从一开始就缓解整个系统的紧张状况，根据 FMID 指南开始了治疗。

第 1 次治疗

躯干、颈部和面部的侧方（LL）张量受影响最大，因此治疗从这个张量开始。LL 侧方张量包括前-外对角链（an-la）和后-外对角链（re-la）融合中心点，以及 la 序列链的协调中心点。CC 或 CF 的治疗一直持续到相关症状完全消失。图 8-3、图 8-4、图 8-5 展示了几个处理位置的示例。还报告了一些治疗点的位置和治疗期间引起的症状（表 8-1）。

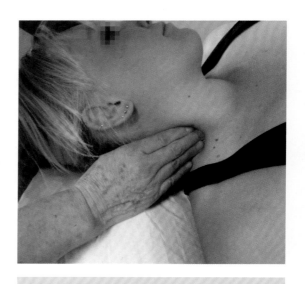

图 8-4　an-la-sc 1 融合中心位于右侧，位于中斜角肌水平的颈筋膜上

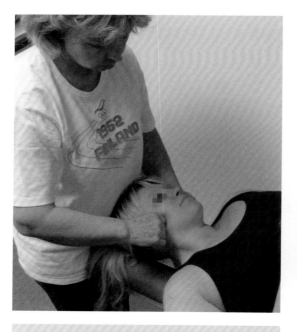

图 8-3　右侧前-外-头 2（an-la-cp 2）融合中心的操作。融合中心位于颧弓下方，咬肌筋膜上方

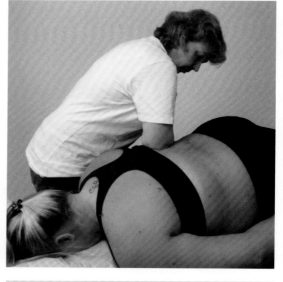

图 8-5　re-la-lu rt 融合中心的操作。这个融合中心位于胸腰筋膜（TLF）上，位于中线外侧的第 11 肋处，位于背阔肌与胸腰筋膜附着的部位

表 8-1　第 1 次治疗

治疗点	引起的症状
an-la-cp 2 rt	右肩和喉咙痛
an-la-cl rt	喉咙,右耳
an-la-sc 1 rt	耳、喉、右上肢疲乏感
an-la-ta lt	左胫及膝
re-la-th rt	所有症状都出现在右上肢
re-la-lu lt	增加骨盆的张力和深度疼痛
la-ca rt	腕骨和手掌深部感觉
an-la-ca rt	只是紧张

表 8-2　第 2 次治疗

治疗点	引起的症状
la-cl lt	
la-sc rt	
la-lu rt	
re-la-lu rt	童年创伤的记忆引发了强烈的情绪反应
an-la-pv 2 lt	骨盆深度疼痛,类似于月经疼痛

第 2 次治疗

1 周后,E 返回治疗。她已经能够无症状地弹钢琴 40min,而且她的呼吸更容易,因此,继续进行侧方(LL)张量的治疗(表 8-2)。随着治疗的进展,有关她的病史的进一步信息逐渐浮出水面,增加了以前症状和创伤的记忆。

第 3 次治疗

两周后 E 回来接受治疗时,报告说第 2 次治疗后,她感到非常疲劳,并有 2 天的寒战。然而,她现在能弹奏 28min 以上的强音和八度,总演奏时间增加到 50min,她又可以享受弹钢琴的乐趣了。她还一直在慢跑,而且膝盖没有疼痛。因此,我选择将水平面(ir 和 er)与前后(AP)张量一起处理,其中包括前-内(an-me)和后-内(re-me)融合中心点 CF(表 8-3)。

表 8-3　第 3 次治疗

治疗点				
	re-me-th 1 和 3 lt	an-me-th 1 rt	an-me-cp 1 rt	an-me-cp 2 lt
	ir-cp 3 rt	er-th rt	ir-pv lt	ir-sc rt

第 4 次治疗

再过两个星期,我就可以治疗四肢,包括头部/咀嚼区和手。

结果

FM 总共进行了七次治疗。此外,我教她放松技巧以应对压力(磨牙症),并进行全身锻炼以支持她作为音乐家的工作。

与钢琴演奏相关的残疾、疼痛和快速疲劳从 VAS 9 分下降到 2 分，手部疼痛下降到 1 分。手术取消了。胸部的活动范围（ROM）在各个方向上都是正常的。吸气和呼气之间的胸腔扩张差异（即在 T5 水平测量胸部扩张运动）从基线 3.5cm 增加到 5cm，也使上肢运动得到充分和轻松的活动空间。她可以不受膝盖疼痛的影响走路，还可以慢跑 30min。

E 能够继续她的钢琴演奏学习，并且已经举办了音乐会。她偶尔会因为长时间的弹奏而出现一些轻微的症状，但她会通过锻炼和放松技巧来控制这些症状，她不再害怕这些症状了。

讨论

他们的职业生涯，通常在很小的时候就开始了，音乐家的上肢承受着大量的重复和高负荷的表演。这种重复的运动负荷过重会导致各种症状，包括运动控制障碍、力量和耐力的丧失、麻木、刺痛和疼痛。音乐家过度使用综合征的发生率高达 80%，可即便是手指上的轻微笨拙或麻木都会结束他们的职业生涯（Steinmetz et al，2012）。

迄今为止，为了确定外周组织和机制与这些症状产生的相关性，所做的研究主要集中在肌肉、肌腱、神经，以及重复性压力积累所产生的轻微

损伤和炎症过程（Barbe & Barr，2006；Fedorczyk et al，2010）。这些研究没有将筋膜包括在产生疼痛的结构中，尽管筋膜是存在于全身的组织，由筋膜内游离神经末梢、包膜受体和自主神经纤维密集支配（Stecco C et al，2007；Stecco C，2015），参与肌肉内和肌肉间的力量传递（Huijing，2009；Yucesoy et al，2010）。此外，与肌肉组织相比，筋膜对运动后疼痛更敏感（Lau，2015），筋膜可能参与本体感觉和运动控制（Stecco C et al，2011）。

演奏时的机械感和疼痛是常见的主诉，但笨拙、乏力、麻木和刺痛也是常见的。目前，对这些主诉的外围解释还没有完全理解。如果没有严重的神经压迫（如肌电图的发现）或其他典型的症状解释，这种情况可能会让人非常沮丧和恐惧。

音乐家们经常处于紧张的环境中，他们需要长时间的练习，不仅要在公众面前表演，还要在指挥家的监督下表演，而且他们每次都要表现完美。例如，在表演时，磨牙症是一种典型的与压力有关的症状。磨牙症导致的咀嚼肌持续超负荷在音乐家中很常见，它与颈部、肩部和手部的疼痛有关（Steinmetz et al，2012）。

超过 30% 的肌肉收缩力通过肌内和肌外筋膜结构传递，音乐家演奏的每一个音符都会在这些结构中回响。筋膜与高尔基腱器官、肌梭的梭内和梭外

纤维以及嵌入性筋膜组织内的机械感受器直接相连。因此,在运动过程中,从筋膜到中枢神经系统不断有传入信息。研究表明,由于过度使用、创伤等原因,筋膜生物力学发生变化,这些变化会影响运动控制,在正常运动中产生僵硬感、力量不足和机械敏感性增加(Pavan et al, 2014; Stecco A et al, 2016)。

在 E 的病例中,神经动力学测试在左侧发现了尺神经和臂丛下部的机械敏感性,在 ULTT 1 中强调了两侧的机械敏感性,该测试将张力主要放在臂丛上。神经动力测试使整个神经血管紧张,包括结缔组织和筋膜成分。尺神经穿过肌间隔内侧,肌间隔由直接插入肌间隔的肌纤维收缩而拉紧。肌间隔由尺侧腕屈肌和旋前肌远端牵引,近端与腋窝/锁骨胸膜和锁骨上筋膜直接相连(STECCO C,2015)。臂丛上的触诊点确实引起了双边牵涉痛,但牵涉痛不是沿着特定的神经束。相反,疼痛是弥漫性

的,通过触诊肩胛骨和胸段的不同 CC 和 CF(特别是:la-sc bi, an-la-sc rt, re-la-th rt)可以最准确地再现 E 的症状,这意味着牵涉到上肢并不是由于神经干在斜角肌之间或锁骨下区时受到神经压迫,这是 TOS 的典型诊断。据推测牵涉痛是由于头/颈区长时间的张力(慢性磨牙症)和上肢的重复应力引起的筋膜系统的功能障碍和敏感性,以及由于先前的创伤导致的躯干筋膜功能障碍。

结论

在这个特殊的病例中,患者意识到的与她钢琴演奏相关的功能障碍由疼痛和快速肌肉疲劳所导致。然而,她的恢复可以用筋膜生物力学的正常化来解释,即重建来自筋膜内、肌肉和肌腱的传入信号,从而产生协调、平稳、无痛的运动。

参考文献

Barbe MF and Barr AE (2006) Inflammation and the pathophysiology of work-related musculoskeletal disorders. Brain, Behavior, and Immunity 20 (5) 423–9.

Butler D and Moseley L (2003) Explain pain. Adelaide: Noigroup Publications.

Fedorczyk JM, Barr AE, Rani S, Gao HG, Amin M, Amin S, Litvin J and Barbe MF (2010) Exposure-dependent increases in IL-1beta, substance P, CTGF, and tendinosis in flexor digitorum tendons with upper extremity repetitive strain injury. Journal of Orthopaedic Research 28 (3) 298–307.

Huijing PA (2009) Epimuscular myofascial force transmission: A historical review and implications for new research. Journal of Biomechanics 42 (1) 9–21.

Lau WY, Blazevich AJ, Newton MJ, Wu SS and Nosaka K (2015) Changes in electrical pain threshold of fascia and muscle after initial and secondary bouts of elbow flexor eccentric exercise. European Journal of Applied Physiology 115 (5) 959–968. doi: 10.1007/s00421-014-3077-5.

Pavan PG, Stecco A, Stern R and Stecco C (2014) Painful connections: Densification versus fibrosis of fascia. Current Pain and Headache Reports 18 (8) 441.

Stecco A, Stern R, Fantoni I, De Caro R and Stecco C (2016) Fascial disorders: Implications for treatment. PM & R 8 (2) 161–168.

Stecco C (2015) Functional atlas of the human fascial system. China: Churchill Livingstone, pp 234–272.

Stecco C, Gagey O, Belloni A, Pozzuoli A, Porzionato A, Macchi V, Aldegheri R, De Caro R and Delmas V (2007) Anatomy of the deep fascia of the upper limb. Second part: Study of innervation. Morphologie 91 (292) 38–43.

Stecco C, Stern R, Porzionato A, Macchi V, Masiero S, Stecco A and De Caro R (2011)

Hyaluronan within fascia in the etiology of myofascial pain. Surgical and Radiologic Anatomy 33 (10) 891–896.

Steinmetz A, Möller H, Seidel W and Rigotti T (2012) Playing-related musculoskeletal disorders in music students-associated

musculoskeletal signs. European Journal of Physical and Rehabilitation Medicine 48 (4) 625–633.

Yucesoy CA, Baan G and Huijing PA (2010) Epimuscular myofascial force transmission occurs in the rat between the deep flexor

muscles and their antagonistic muscles. Journal of Electromyography and Kinesiology 20 (1) 118–126.

慢性多尿症的筋膜手法治疗

Jaroslaw Ciechomski, 波兰

编者评论

在传统医学中,很少有人将患者的所有不同症状组合成一个单一的、合乎逻辑的、有因果联系的序列,用它来解释一系列疾病形成的原因和发展过程。在本章中,作者作为一名物理治疗师和整骨医师,首先探讨了整骨疗法的基本原理,并概述了 Stecco 筋膜手法,特别是筋膜手法治疗内部功能障碍(fascial manipulation for internal dysfunctions, FMID)方法,如何在整骨理论的背景下应用。然后,他提出了一个 29 岁的妇女患有慢性多尿症的案例报告。这是一个有趣的例子,关于功能失调的筋膜系统如何明显地影响我们体内许多器官的功能,以及如何根据患者的病史,包括可能在检查前多年发生的事件,来推测功能失调。此外,了解筋膜系统和自主神经系统之间的关系有助于解释患者出现的大量临床症状。本文作者为 FM 在波兰的介绍和推广奠定了基础。

作者背景

1995 年,我从波兰波兹南大学(Poznan University)毕业,成为一名物理治疗师。1996 年至 2007 年,我在该大学的物理治疗和物理医学系担任研究员,并于 2003 年完成了我的物理治疗博士学位。我在 2009 年获得了整骨医师的资格,随后在 2011 年成为了一名骨科医学的医生。自 2000 年以来,我一直教授"软组织治疗",这是一门经波兰物理治疗学会认证的研究生课程。我于 2007 年开始学习 Stecco 筋膜手法,并于 2012 年获得教师资格。我在繁忙的私人诊所和热闹的家庭生活之间奔波。在我的业余时间(原文如此),我是《实用物理治疗和康复杂志》的主编。

简介

虽然经典的对抗疗法通常集中于对症治疗,如感染用抗生素、疼痛用止痛药、肌肉无力采取强化训练,但这种方法很难解释每个人体内发生的所有问题的相互关系。在临床实践中,骨科医师在同一患者身上经常遇到许多并发的问题,而整体观对解决这些问题至关重要。

L Stecco 的人体筋膜系统生物力学模型是少数几个整体治疗方法的概念之一。我做了多年的骨科,也做了十多年的 FM,我发现后者对于治疗包括内脏功能障碍在内的许多疾病都是非常有效的。它对筋膜系统功能的精确分析以及症状的解释是独特的,在骨科治

疗中非常有帮助。

在这一章中,我希望强调整骨疗法和 FM 的相似目标以及它们之间的关系,并鼓励读者更深入地学习 Stecco 筋膜手法。为了结合一个临床病例讨论这两种治疗体系,我将首先介绍骨病的基础知识。

整骨疗法的基本原理

整骨疗法不是一个二维的力学方法。把身体看成一个复杂的"麦卡诺集合"并不是整骨医生该做的!整骨医师认为,身体是智力、身体和精神相互作用和相互关联的地方,是身体的每个组成部分(组织)相互作用、相互影响和受内部生理和稳态影响的地方。

骨科医学专业的创始人,Andrew Taylor Still,医学博士,认识到健康状态是一个从完美功能到完全崩溃的连续统一体。Still 关于功能的一个基本信念是,身体是一个完整的整体,它的每个结构和谐地一起工作,以产生一种健康的状态。缺乏这种和谐的功能,身体会产生导致健康或疾病丧失的条件。身体的各个部分在功能上是相互联系的,当对身体的要求发生变化时,可以进行必要的适应。这一观点要求器官的供应和维持,主要是内脏结构,在功能上与身体的主要能量消耗者肌肉骨骼系统相联系。这种相互关系在医学实践中长期被忽视。身体的通讯系统,包括免疫系统、内分泌系统和神经系统,为它们提供了相互联系。

当一个问题在身体的整合系统中发展时,身体的各项功能必然会受到损害,身体的健康状况会下降,最终导致疾病的发生(Stone,2007)。

骨科病变的主要和全部概念

骨科病变通常被定义为限制了结构的活动。然而,这个定义只是相对正确的,需要改进。

骨病性病变与其说是由运动的幅度来判断,不如说是由组织的阻力来判断。骨病变的特征性征象是组织屏障。这包括堵塞、锁紧或一个结构的明显阻力,哪怕这个结构只置于少量张力下。

决定机械屏障的因素可能包括关节紧绷、肌肉挛缩、筋膜张力、骨内强直、张力大的囊肿或思想的形成。

结缔组织的瘢痕形成是一个组织学过程,它清楚地解释了所有骨科病变的生理机制。

病变结缔组织内的瘢痕反应可导致骨病病变。这一瘢痕形成过程系统地发展,包括三个阶段:

1. **炎症**。在可收缩的组织中,如骨骼肌、内脏和动脉平滑肌以及心肌,这种炎症阶段通常与肌肉痉挛有关。水肿和肌肉痉挛在组织上造成过度紧张,这构成了骨病变的第一阶段。

尽管炎症具有急性和剧烈的特点,但它仍然是一种为组织修复做准备的生理反应。这通常是一个可逆的阶段,逆转可以是自发的,也可以在对症治疗或更好的整体治疗方法的帮助下实现。

2. **纤维化**。纤维化阶段对应于一个重要的炎症期(延长或复发)之后的组织重组。受影响的结缔组织中,胶原纤维数量增加,并根据组织的限制有不同的排列方向。胶原纤维的增加产生了一个持久的黏合组织区域。

3. **硬化**。这是病理瘢痕形成过程的最后阶段,由于血管减少,组织改变和硬度增加。以韧带或腱性钙化、外源性骨化、动脉硬化和皮肤角化为特征,硬化期是不可逆的(或极微小可逆的)。然而,骨科治疗通常通过稳定和最大限度缩短组织降解的起始过程来提高机体适应损伤的能力。

组织损伤的固定过程并不总是一个线性的过程。纤维化阶段可能包括炎症加重,病变的不同阶段可能在同一区域内共存。

为了证明全球性的骨病治疗方法的必要性,我们必须注意一个基本的组织学观点:**结缔组织是人体中唯一具有瘢痕修复能力的组织。**

结缔组织的这一生理特性意味着,所有中胚层起源的解剖结构都可能容易发生骨病。这包括骨骼、肌肉、筋膜和血管等结构。从这个角度看,肌肉挛缩、筋膜纤维化、关节阻塞、骨质增生形成骨桥、真皮固定、内脏粘连或动脉痉挛都是同一病变过程的不同表现。这就解释了为什么将所有的结缔组织作为潜在的骨病病变部位来考虑是如此重要。

骨病变的病因

能引起瘢痕形成导致骨性病变的因素包括:

- 身体创伤
- 感染病理学:细菌病原体引发防御机制,产生炎症反应
- 压力:令人不安的情绪、过度的忧虑、智力超负荷或任何其他类型的心理压力会产生身体上的紧张,如果得不到解决,就会固定成为骨病性

整体骨病变

整体骨病变是在一般的骨病变检查中出现的所有单个病变的总和,构成一个复杂的物理病理实体。每一个单独的病变都有不同的潜在干扰,并且由于所有的单独病变都是相互关联的,所以单个病变的总和对机体的影响很大。

原发性病变

原发性病变是一种单独的骨病性病变,与在特定时刻检查特定患者时出现的所有其他病变相比,具有最大限度的组织阻力(Chaufour & Prat,2002)。

为了使患者众多的骨性病变正常化,单独纠正每一个是不现实的,因为不必要的重复调整只会对身体产生干扰作用。

在骨病中,第一个或原始病变是病变链的起点。每个人的情况都不一样。患者的病史将我们引导至症状(症状性病变)和触发事件(原始病变)。

原发病灶通常是在检查中发现的,在"此时此地"的检查中确定并有效治疗。没有理由根据以前的就诊诊断来制订治疗计划。整体损伤必须被视为一个独特的时空要素。永远不会有两种完全相同的治疗方法。

筋膜操作在骨科治疗中的作用

　　FM 的座右铭"Manus sapiens potens est"（知识渊博的手是有力量的）意味着治疗师的手越能得到科学知识的支持，它就越有效，这一理念与骨病学的观点完全吻合。

　　FM 使用不同的手法刺激筋膜点或小区域，其原理是筋膜是我们身体中唯一具有可塑性的组织。骨病也重视结缔组织瘢痕。筋膜与肌肉骨骼系统内的肌梭相互作用，也与内脏的神经网络相互作用，这表明它是真正连接身体所有部位的组织。健康的筋膜是有弹性的，流动的，有一个正确的基础尺寸。各筋膜根据其功能而形成，符合结构与功能关系的骨病学准则。

　　FM 理论产生的解剖学研究解释了四肢肌肉筋膜是如何按照肌筋膜序列、对角链和螺旋链的逻辑进行构造的，而躯干肌肉筋膜也作为内部器官的容器发挥了重要作用。第二种功能是无意识的，包括内部器官内的张力或张力间的相互作用。因此，躯干壁筋膜的致密化有时会导致肌肉骨骼功能障碍，但更常见的是，它会导致内部功能紊乱。

　　了解 FM 的生物力学模型有助于解释所有的症状和筋膜系统与身体功能障碍之间的相互作用。

　　对于肌肉骨骼疾病，FM 考虑肌筋膜结构［肌筋膜（mf）序列链、对角链、螺旋链］，利用特定的运动和触诊判定（PaVe）来确定需要治疗的发生了改变的组织。对于内部功能障碍，它考虑了内部筋膜中的器官筋膜单元和自主神经节之间的相互关系。由于典型的运动限制通常缺乏内部功能障碍，治疗师会沿着躯干和四肢的特殊张力线来验证组织变化，以决定在哪里处理，从而释放与症状相关的筋膜。

　　通过联系患者的病史和分析运动受限状况，治疗师可以选择最重要的筋膜结构来治疗每一个特定的病例。与整骨疗法一样，没有两种治疗方法是完全相同的。

　　FM 使用的模型与整骨疗法的理念有很多相似之处，这是一个在日常整骨疗法实践中使用的很好的工具。

病例报告

慢性多尿症的 FMID

简介

肌肉骨骼症状

　　29 岁的药剂师 JK 有 2 年左右双侧疼痛从颈部向手部放射的病史，同时也有类似疼痛从盆腔向脚放射的病史。她还抱怨说，在过去的 15 年里，她的前额区域一个月出现三次周期性头痛。所有的症状都因压力而加重，久坐或久站也会加重症状。夜间腰痛加重。

内脏症状

　　JK 有 2 年持续的、不间断的膀胱感染史。每小时尿频实际上是她最大的痛苦。她还接受了子宫内膜异位症的激素治疗，这增加了她的头痛和手脚麻木。

　　既往手术：腹腔镜阑尾切除术（1995）。

医学诊断

- 尿道狭窄
- 多尿（频繁排尿）伴膀胱逼尿肌收缩失调
- 甲状腺功能减退
- 子宫内膜异位症
- 阑尾切除术后（1995）

用药

JK 因膀胱过度活动而服药：

- omnic ocas（坦洛新）0.4mg
- urorec（西洛多辛）4mg
- doxar（多沙唑嗪）4mg
- betmiga（米拉贝隆）50mg
- ubretid（溴地斯的明）5mg
- vesicare（索利那新琥珀酸）10mg

整骨疗法的诊断

动神经系统

- 盆底功能障碍伴阴部神经刺激（S2~4）
- 胸腰椎、下肋骨功能障碍伴内脏神经刺激
- 胸颈、上肋骨功能障碍伴星状神经节刺激
- 以膈神经和枕叶刺激为主的颈功能障碍
- 颅功能障碍，刺激颈静脉孔中的迷走神经，同时刺激舌咽神经（Ⅸ）和副神经（Ⅹ）。迷走神经周围的筋膜受限
- 继发性肌筋膜疼痛，触发点激活

筋膜操作的诊断

- 功能障碍的内脏起源
- 泌尿器官功能障碍
- 内分泌器官功能障碍

临床推理

据推测，内脏筋膜的僵硬可能增加了腹膜的腹压，影响了盆底和膀胱肌肉的功能，而协调尿液流向膀胱的微妙机制的破坏是该患者的主要问题。

辨证论治

动作判定

标准化的 FM 测试没有突出任何运动限制；因此，我们使用额外的骨科测试来发现功能失调的部分。这些测试包括：

- 脊椎和肋骨运动测试（图 9-1），以识别最受限制的节段

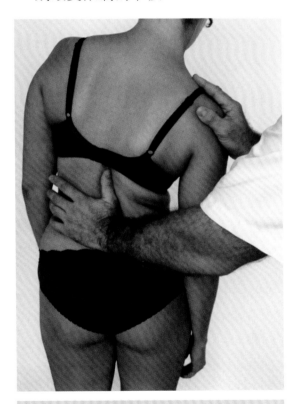

图 9-1 站立时脊椎运动试验。这个测试有助于找出最受限制的区域

- 对躯干和四肢间隙进行压缩试验（图9-2），以找出筋膜间隙压力增加最大的地方
- 比较限制最严重的区域，以发现原发病灶，原发病灶位于盆腔区域

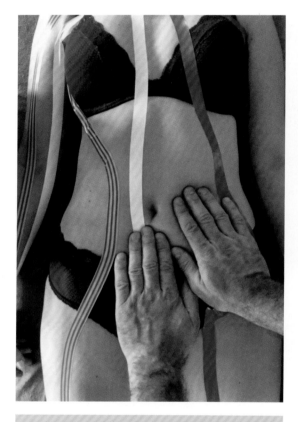

图9-2 压力压缩试验。下腹（膀胱和降结肠）对比分析示例

触诊判定

FMID触诊判定程序涉及躯干主要融合中心（center of fusion，CF）和头部控制链的比较触诊（图9-3）。触诊还包括枢轴点（肩胛骨和髋部）和远端张量点（脚踝和手腕）。

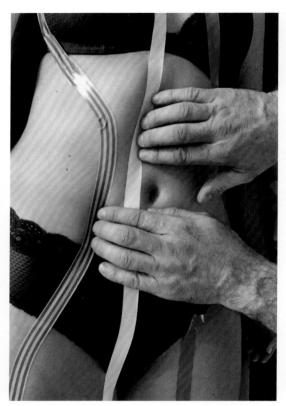

图9-3 躯干链索的触诊判定。彩色胶带表示不同张量的路径（白色，AP张量；黄绿色，LL张量；红色，OB张量）

FMID治疗

在13周内进行了三次FMID治疗。在每个疗程中，触诊链状和枢轴点的CF，以及脚踝和手腕的远端张量点。

第 1 次治疗：LL 张量（latero-lateral catenary）（表 9-1）。

表 9-1

an-la-pv 1 rt	an-lu rt	an-la-th 2 lt	an-la-cl rt	an-la cp 2 rt	an-la-sc 1 rt	an-la-ca 2 bi
an-la-ta 1 rt	an-la-cx rt	re-la-pv lt	la-pv lt	re-la-th lt	re-la-cp 3 bi	re-la-ta 2 lt

第 2 次治疗：OB 张量（oblique catenary）（表 9-2）。

表 9-2

ir-pv rt	er-pv lt	ir-lu rt	ir-th rt	ir-cl rt	ir-cp 2 rt
ir-pe rt	ir-ca rt	er-pv lt	er-th rt	er-cx rt	er-ta lt

第 3 次治疗：AP 张量（anteroposterior catenary）（表 9-3）。

表 9-3

an-me-pv 2 lt	an-me-th 2 lt,1 bi	an-me-cl rt	an-me-cp 3 lt	an-me-sc 1 lt
me-sc lt	an-me-ca rt	an-me-ta 2 lt	an-me-cx rt	an-me-pe 3 rt

结果

在第 1 次治疗后,患者报告肢体麻木和排尿的冲动明显减轻。三次治疗结束后,所有心动过速和全身麻木的症状都完全消失。将近一年后,尽管患者在这段时间怀孕并成功分娩,但没有任何症状复发。正常情况下,怀孕是增加排尿量的因素之一,但膀胱功能没有恶化。为了检查患者的临床情况,我们多次电话联系她,她的状况很好,不需要进一步的治疗。

讨论

排尿是一个复杂的过程,涉及不同的肌肉群和类型,以及位于大脑和脊柱、膀胱内和膀胱周围的复杂神经网络（表 9-4）。

表 9-4 排尿的神经支配小结。受上级大脑中枢的自主促进和抑制

交感神经支配		副交感神经支配	
T12-L2	刺激括约肌、三角区、输尿管口,抑制膀胱壁	S2～4	激活膀胱壁,抑制括约肌、三角区及输尿管远端开口蠕动
T10～11	肾脏和输尿管:血管收缩传入小动脉,降低肾小球滤过率,减少尿量	迷走神经纤维	肾脏输尿管近端蠕动
		阴部神经:躯体	
		外括约肌随意放松	

因此,尿频可能是许多不同疾病和失调的症状,包括生理和心理上的。尿频最常见的原因是糖尿病、怀孕和前列腺问题。不太常见的原因包括焦虑、前

列腺炎、肾脏感染、间质性膀胱炎、膀胱过度活跃综合征等。

很明显,对尿频的鉴别诊断是决定适当治疗的关键。最重要的是,不明原因的持续频繁排尿可能是某种严重疾病的症状。例如,如果病因是糖尿病,那么治疗的重点就是控制血糖。如果原因是肾脏感染,那么治疗通常包括抗生素和可能的止痛药。

排除了严重疾病后,多尿症通常被诊断为"膀胱过度活跃综合征",通常与膀胱逼尿肌-括约肌调节障碍有关。功能障碍的起因必须从患者的病史来推测。

在 JK 的病例中,假设阑尾切除后(21 年前进行)的术后状态可能增加了腹膜的腹压,影响了盆底和膀胱肌肉功能。

腹腔内压力通常为 5~7mmHg。腹腔室综合征(ACS)可能是医源性的 10~12mmHg,可以为器官功能障碍提供解释。许多病理可能会导致 ACS,但这不是此处的主题。但是,某些非病理性功能上的改变可以使腹部压力长期持续大量增加,超过正常范围,并有可能导致腹内高压。

在腹腔镜检查中,气腹达到 12~16mmHg;因此,腹部压力增加。已经证明,腹部压力水平可以持续高于腹腔镜检查后的初始值(Jacobs et al,2010)。其他研究(Mazzocchi et al,2010)表明,气腹会对动物和人类的腹膜完整性和生物学造成损害(Brokelman et al,2011)。

在动物模型上进行的许多实验表明,即使腹压有限升高,也会引起细菌移位,在某些情况下,与气腹期间注入的气体类型无关(Du et al,2011)。另外,在动物体内产生的循环压迫可能会改变膀胱逼尿肌细胞的表型,从而破坏功能(Gong et al,2003)。根据 Schwarte(Schwarte et al,2004)的研究,"表型转化是逼尿肌平滑肌细胞功能性变化的结构基础,该细胞由于机械拉伸而承受周期性超负荷。"

此外,还有几位作者(Hodges & Gandevia,2000;Hodges et al,2007;Stecco L & Stecco A,2016)描述了慢性腰痛或骶髂疼痛中与"肌肉串联"有关的特定姿势改变:横膈膜-腹横肌-盆底肌肉。在外周和皮质水平,这些肌肉的动作应该是完整的,它们同时与呼吸功能和姿势有关。这些串联的肌肉会受到长期的影响,甚至是单方面的,它们会呈现出一些异常现象,如延迟的张力、疲劳、皮质表现的变化等等。这些改变会引起慢性腹压紊乱,与对照组相比,腹压仍略有升高。

在 JK 的案例中,通过作用于多个张量(张力线)来释放筋膜张力可能会降低腹腔内压力,从而改善膀胱肌功能。

L Stecco 和 C Stecco(2014)深入描述了筋膜与内部的相互关系。筋膜协调排尿反射:当尿量超过约 300ml 时,膀胱周围筋膜被拉伸,从而刺激壁内神经网络。膀胱壁的伸展刺激感受器和传入神经纤维,将信息传递到脊髓和大脑皮质。中枢神经系统可以抑制或促进排尿反射,因为它通过阴部神经控制尿道外括约肌。

副交感神经和交感神经冲动如何抑制或促进排尿来协调这一机制尚不清楚,这有点争议(Testut,1987)。我们需要质疑的是,由副交感神经起源的阴部丛如何能激活膀胱逼尿肌的收缩,同时抑制尿道括约肌? 通常,神经只传递激活而不是抑制的脉冲;因此,很难理解同一神经丛如何激活某些肌肉而抑制其他肌肉。

为了解释这一机制,我们需要考虑肌原性调节,它类似于肠道调节。当对膀胱壁的交感刺激导致尿液进入尿道时,它会扩张筋膜壁,从而激活肌间神经元网络。壁内神经元使排尿后的平滑肌收缩,通过反射,排尿前的肌肉组织放松。这一机制推动尿液向前,并在外部括约肌水平上被随意收缩的骨骼肌(如肛提肌和耻骨尾骨肌)中断。

据推测,JK 的主要问题是由于协调尿液流向膀胱的筋膜僵硬,从而破坏了这种微妙的机制。股薄肌连接膀胱和下肢筋膜,可以拉动闭孔膜和膀胱韧带,这可以解释她下肢的麻木和疼痛。

为了解释 JK 的头痛、上肢疼痛和甲状腺功能减退,需要考虑与内分泌器官的筋膜联系。甲状腺实质是由腺体上皮浸润在称为基质的结缔组织网络中形成的(Stecco L & Stecco C,2014)。甲状腺的神经支配是交感神经,也接受喉上下神经的小神经分支。

实际上,所有的内分泌腺都由三种自主神经支配:迷走神经、膈神经和内脏神经,这些神经由源自横膈膜的筋膜协调。腺体之间的通讯是通过分泌到血液中的激素(这是一种缓慢的机制)和通过由腺体筋膜协调的自主神经系统进行的。后者是一种快速机制,在危险情况下需要。

内分泌腺见于头部(垂体、松果体),颈部(甲状腺、甲状旁腺),胸部(胸腺),腰部(胰腺、肾上腺)和骨盆(性腺)。这些腺体由一个单一的筋膜连接,筋膜从蝶骨开始,随着茎突肌肉下降到舌骨。在这里它分裂包裹甲状腺和甲状旁腺,然后下降到胸腺和心包。膈肌中央腱直接与肝脏和肾上腺接触。横筋膜是肝冠状韧带的一部分,环绕着骨盆中的卵巢和睾丸。这种筋膜的连续性解释了触诊头部、颈部和躯干各点的必要性。横筋膜对来自远端张力的牵引也很敏感,远端张力位于四肢。因此,在病理状态下,它可能会在四肢和头部产生疼痛(Stecco L & Stecco A,2016)。

结论

1. 骨科模型与 FM 模型有许多显著的相似之处。

2. FM 方法的应用可以解释许多以前没有联系的临床症状。它具有快速、持久的临床疗效,可成功应用于骨科治疗。

　　3. 有必要在更广泛的人群中使用 Stecco 筋膜手法并进行进一步的研究，以确认治疗内部功能障碍的有效性。

参考文献

Brokelman WJ, Lensevelt M, Borel Rinkes IH, Klinkenbijl JH and Reijnen MM (2011) Peritoneal changes due to laparoscopic surgery. Surgical Endoscopy 25 (1) 1–9.

Chauffour P and Prat E (2002) Mechanical link. Fundamental principles, theory, and practice following an osteopathic approach. Berkeley, CA: North Atlantic Books, pp 26–30.

Du J, Yu PW and Tang B (2011) Application of stereology to study the effects of pneumoperitoneum on peritoneum. Surgical Endoscopy 25 (2) 619–627.

Gong Y, Song B, Jin Xy and Xiong EQ (2003) The relationship between phenotype transformation and biomechanical properties of detrusor smooth muscle cell subjected to the cyclic mechanical stretch. Zhonghua Wai Ke Za Zhi 41 (12) 901-905.

Hodges PW and Gandevia SC (2000) Changes in intra-abdominal pressure during a repetitive postural task. Journal of Physiology 522 (1) 165–175.

Hodges PW, Sapsford R and Pengel LH (2007) Postural and respiratory function of the pelvic floor muscles. Neurology and Urodynamics 26 (3) 362–371.

Jacobs JV, Henry SM and Nagle KJ (2010) Low back pain associates with altered activity of the cerebral cortex prior to arm movements that require postural adjustment. Clinical Neurophysiology 121 (3) 431–440.

Mazzocchi M, Dessy LA, Sorvillo V, Di Ronza S and Scuderi N (2010) A study of intraabdominal pressure modification in 'component separation' technique for repair of incisional hernia. Annali Italiani di Chirurgia 81 (6) 433–437.

Schwarte LA, Scheeren TW, Lorenz C, De Bruyne F and Fournell A (2004) Moderate increase in intraabdominal pressure attenuates gastric mucosal oxygen saturation in patients undergoing laparoscopy. Anesthesiology 100 (5) 1081–1087.

Stecco L and Stecco A (2016) Fascial manipulation for internal dysfunctions: Practical part. Padua: Piccin, pp 154–155.

Stone CA (2007) Visceral and obstetric osteopathy. Edinburgh: Elsevier, Churchill Livingstone, ch 1, pp 4–5.

Testut L (1987) in Stecco L, Stecco A (2016) Fascial manipulation for internal dysfunctions: Practical part. Padua: Piccin, p 144.

成功治疗保留乳头乳房切除术后乳头局部缺血性坏死

Natalie Brettler,以色列

编者评论

在本章中,作者介绍了一名妇女的乳头区域在手术后慢性局部坏死的解决方法。该妇女最初来治疗的目的是寻求治疗局限性的,痛苦的肩颈运动。本例中,Stecco 筋膜手法采用手工技术治疗深筋膜和浅筋膜。深筋膜人工技术不同于浅筋膜治疗,更具体地说,手法技术可以在不同的浅筋膜功能障碍之间变化。局部坏死的结果在影像和解剖学上都有详细的记录,也给出了治疗的部位和区域。虽然深筋膜方法常用于减轻疼痛和自由活动,但作者认为浅筋膜方法可能更有效地使皮肤血管正常化,改善血流,显著减少坏死。

作者背景

在以色列海法大学完成物理治疗学位后,我继续学习了一系列的研究生课程,包括 Stecco 筋膜手法、应用运动功能学、干针、前庭障碍治疗、普拉提、肌内效贴等。我最初在公共部门工作,主要是在骨科领域。目前,我在特拉维夫的一家私人诊所工作,专门从事骨科和运动康复。我的患者从非职业运动员到奥运会级别的运动员,包括以色列国家艺术体操队,我和他们一起参加了 2016 年在里约热内卢举行的奥运会。

我于 2013 年获得 FM 教师资格,并一直在以色列和各个国家(俄罗斯、斯洛伐克、菲律宾)教授课程,不间断地为同事举办教育研讨会,并在美国和国际会议上提交案例报告。

Stecco 筋膜手法的经验

很幸运,我在早期的物理治疗师生涯中遇到了 Stecco 筋膜手法。我在大学和我参加的各种研究生课程中学到的大部分关于评估和治疗患者的知识,都集中在患者疼痛或功能障碍的特定区域。我总觉得这个局部方法缺少什么——一种能将生物力学异常与患者的症状联系起来的方法。Stecco 筋膜手法给我的灵感是,它把整个身体看作一个功能和整体的单元,但通过解剖学和生理学的解释,展示了身体的不同部分/单元之间的联系,以及它们是如何整合和协同工作的。另一个让我印象深刻的方面是 Stecco 坚持寻找问题的根源,而不是只关注症状。

打个比方,当一个人的房子里有漏水时,很明显这个问题是由于管道的故障造成的。需要把地板上的水擦干净,但是为了从根本上解决这个问题,需要堵住管道上的漏洞。遗憾的是,许多评估和处理方法的目的并不是修复管道中的泄漏,而是将地板擦干净,这最多只能暂时缓解局部问题,但不能解决真正的问题。

我倾向于选择 FM 方法的另一个原因是没有固定的治疗方案。例如,每一个来诊所的人,如果有背痛,都会根据他们身体长期产生的补偿模式接受不同的治疗。在我多年的工作中,我从来没有以同样的方式治疗过两个症状相同的人。为了找到问题的根源(管道的泄漏)和身体对此的补偿(地板上的水),每个患者都需要根据他们的病史进行评估。这样,每个患者都得到了适当的治疗。为每个患者提供独特的治疗听起来很有挑战性。目前的挑战是解决这些症状的"谜题",并找出患者的问题所在。事实上,在一天结束的时候,唯一会伤害 FM 治疗师的就是……过度思考导致的烧脑!

自从我开始使用这种方法,我觉得我看到的是三维的身体,而不是二维的。我的评估和诊断比以前更全面和详细,因此我发现我的治疗效果更快,效果更好。

病例报告

解决保留乳头乳房切除术后乳头局部缺血性坏死。

简介

一位 50 岁的女性因为右肩后段、颈部和肩胛骨的疼痛来到我的诊所进行 FM 治疗。她的病史包括 1996 年使用硅胶植入物进行丰胸手术,没有任何并发症。2014 年,她被诊断为右乳腺癌,接受了双侧保留乳头乳房切除术,并立即进行了乳房重建。

检查发现右侧乳头局部缺血性坏死(图 10-1)。触诊时可感到乳房僵硬(右乳多于左乳),患者报告乳房区域(包括乳头)的感觉减少,以及肩屈和外旋时乳房区域的疼痛和牵拉感。由于右乳头外观不佳,她听从了外科医生的建议,在乳头周围做了一个文身,以使乳头看起来更美观(图 10-2)。右乳头和腋窝周围也有一个粗糙的瘢痕,那是乳房切除手术后的引流管。值得注意的是,这名女性是寻求作为物理治疗师的我的帮助,希望我能帮助她解决肌肉骨骼疼痛,而不是治疗乳头坏死的,因为她已经被告知这种并发症没有办法解决。

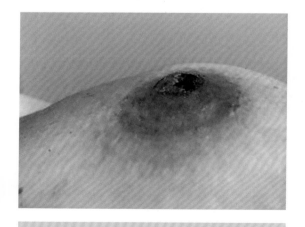

图 10-1 治疗前患者乳头的侧面图

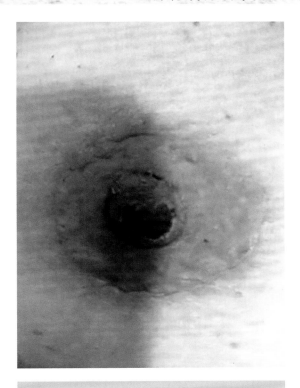

图 10-2 治疗前患者乳头的正面图

我立即使用 FM 方法治疗这个患者,因为她表现出的各种症状被认为是符合适应证的。

乳腺癌是发达国家女性最常见的癌症(Ginsburg et al,2017)。由于各种新的治疗方法的出现,乳腺癌患者的存活率显著提高(Siegel et al,2016)。然而,由于治疗,这些妇女可能会出现各种并发症,如上肢和颈部活动范围缩小、疼痛综合征、肌肉萎缩和淋巴水肿(DiSipio et al,2013)。由于这些并发症,她们的生活质量下降,工作时间减少,无法参加体育和其他娱乐活动(Stecco L & Stecco C,2014;Stecco C,2015)。

保留乳头乳房切除术是一种保留乳头和乳晕皮肤的手术技术。乳房组织的切除留下了一层皮肤,可以用植入物或患者身体其他部位的组织填充。保留乳头有显著的好处,如改善审美结果和社会心理健康。然而,遗憾的是,这些女性会遭受术后并发症,不同的文献报道其发生率从 3% 到 37% 不等。最常见的并发症是皮肤和/或乳头坏死,部分或完全失去乳头和乳晕的色素沉着,需要文身来提供人工色素沉着和更好的外观。此外,重建的乳头通常是感觉迟钝和不能勃起的。

临床推理

这个患者在她的右手臂、肩膀和乳头都出现了并发症。该患者的治疗需要集中在改善乳头和乳晕区域的血液供应,以及减少疼痛和改善肩部的活动范围(ROM)。胸段被假设为肩膀和颈部疼痛以及其他明显的并发症,如坏死、感觉丧失、乳头不勃起的可能来源。FM 被认为是一种合适的治疗方法,因为它包括手工技术,既关注深筋膜,也关注浅筋膜,因此它有潜力解决所有呈现的伴随症状。

辨证论治

在使用特定的 FM 评估表彻底检查患者的病史后,我评估了胸部区域,检查了胸部的感觉,并且由于患者抱怨肩颈疼痛,对肱骨(hu)和颈(cl)段进行了运动测试。肘关节屈曲、水平内收和左、右旋转颈段均因疼痛运动受限。在记录了这些发现(使用摄影和文字记录)之后,我开始触诊协调中心(center of coordination,CC)和融合中心(center of fusion,CF)。我选择了两段触诊来寻找一条张力线。两个选定的节段是胸(th)和肱骨(hu)。之所以选择 th,也是因为这是她接受乳房切除术以及重建手术的部分。选择 hu 段,因为这是疼痛部位(SiPa),或患者抱怨的主要疼痛区域。

　　在所选节段的比较触诊中,最受累的平面是水平面,前-外(an-la)和后-内(re-me)肌筋膜对角线也受累。然后我将触诊延伸到其他节段,包括肩胛骨(sc)和肘关节(cu),但仅限于水平面和 an-la、re-me 的肌筋膜对角链。对角链上的 CF 似乎比水平 CC 更致密。因此,第 1 次治疗选择对角链。

第 1 次治疗

　　本次治疗的要点结合身体两侧的肌筋膜对角链,以平衡张力的对角线(表 10-1)。

表 10-1　第 1 次治疗和各治疗点的解剖位置				
an-la th 1 bi	an-la cl rt	an-la hu rt	re-me th 2 bi	re-me sc rt
第四肋间隙,在乳头线和腋窝线之间	下颌骨后角,位于胸锁乳突肌前外侧纤维上方	上臂近 1/3,在三角肌前外侧纤维上,远端	纵向椎旁沟,T4~T6	肩胛骨的上内侧边界,在小菱形肌腱的上方

第 1 次治疗后的结果

　　治疗后立即对相关节段进行再检测,两节段运动的视觉模拟评分(VAS)均显著下降。更具体地说,肱骨屈曲和水平内收的疼痛从 8 减少到 2。左侧和右侧旋转的颈部疼痛从 7 减少到 1。肩胛骨后部的牵拉感也下降。下一次治疗安排在下周。

　　在第 1 次治疗后一周,乳头区域的外观发生了显著变化(图 10-3)。缺血区消失,乳房硬度下降,患者报告乳房区感觉增加。此外,肩关节屈曲和外旋疼痛减轻了 70%。

　　在第 1 次治疗深筋膜后,第 2 次治疗浅筋膜和深筋膜,因为皮下神经、血管和淋巴系统都位于浅筋膜。

　　筋膜手法治疗内部功能障碍(fascial manipulation for internal dysfunctions,FMID)方法更具体地处理了浅筋

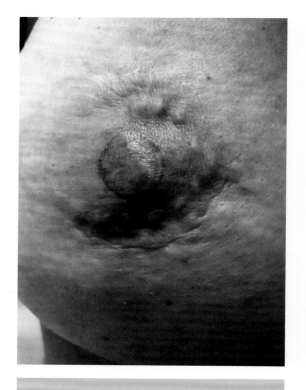

图 10-3　治疗一周后患者的乳头

膜,采用了可能会影响浅表血流的适当手动技术(见"讨论")。根据皮肤支持带(在皮肤和浅筋膜之间以及该筋膜层和下面的深筋膜之间延伸的胶原隔)的解剖结构,皮下组织(包括浅筋膜)被分为所谓的"象限"(Stecco L & Stecco C,2014)。实际上,躯干和四肢中的皮肤支持带层具有一些纵向和水平的增强作用,将浅筋膜分为隔室或象限。应该

注意的是,在记录浅筋膜治疗时,每个特定象限都用字母"q"表示,以区别于融合中心。

第 2 次治疗

这种处理方法包括在几个象限使用特定的手工技术处理浅筋膜,以及使用典型的 FM 深层摩擦技术在深筋膜水平面处理一些 CC(表 10-2)。

表 10-2 第 2 次治疗包括相关象限的解剖位置和 CC

q-an-me-sc rt	q-an-me-th rt	q-an-me-hu rt	ir-th rt
从锁骨下缘到乳头横线	从胸骨柄下缘到剑突上缘	从肩峰前缘到腋窝	在乳头线上,第五和第六肋间隙
ir-sc rt	er-th bi	er-hu rt	
锁骨中下 1/3,锁骨下、胸大肌上纤维	肩胛骨上 1/3 内侧缘在肩胛冈水平	肱骨头的水平,在三角肌的后部	

结果

第 2 次治疗一周后,乳头颜色变浅,形状变圆(图 10-4)。患者报告在乳房和乳头区域有正常的感觉,并且在肩膀弯曲和外部旋转时没有疼痛。

治疗后 6 个月和治疗后 1 年的随访表明,治疗的效果是持久的。

讨论

接受过乳腺癌手术的患者中,有25%到60%的患者术后持续疼痛。在澳大利亚的一项前瞻性研究中,62%的人在接受乳腺癌治疗的 6 年后,仍然有至少 1 处损伤,27%的人有 2~4 处损伤(Wang et al,2016)。这些并发症包括持续性疼痛、皮肤和/或乳头坏死、部分或全部乳头色素沉着丧失、乳头敏感性

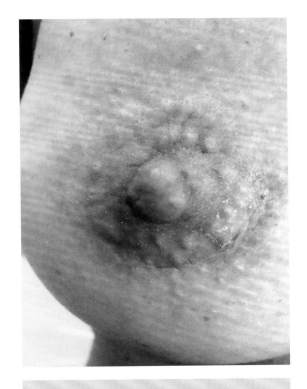

图 10-4 第 2 次治疗后一周的患者乳头

和勃起功能丧失/下降、手臂淋巴水肿、肩膀和手臂疾病（活动范围受限、疼痛和手臂体积变化）（DiSipio et al，2013）。

文献中对这些并发症的保守治疗方法的描述有限。对于乳腺癌患者，建议采用手工淋巴引流结合体育锻炼，以预防术后瘢痕形成、上肢淋巴水肿和肩关节功能障碍（Zhang et al，2016）。

对于术后乳头乳晕复合体（NAC）坏死，文献建议使用盐水敷料或抗生素外用乳膏。一篇文章报道使用高压氧治疗有良好的效果（Alperovich et al，2015）。所有其他治疗坏死的建议都是外科手术，愈合过程长，结果不美观。

皮肤对各种外部刺激敏感，包括触觉、压力、热刺激和疼痛刺激，所有这些都是由特定的皮神经末梢感知的。如果浅筋膜致密，导致传入神经受压，皮肤敏感度就会变化，导致局部麻木和敏感性下降（Stecco L & Stecco A，2016），如本例。此外，由于浅筋膜的解剖结构，浅筋膜对皮肤血管形成有很大影响（Stecco A et al，2016）。所有的皮下动脉形成两个皮下丛：位于真皮乳头下的毛细血管下丛（皮肤表层）和位于双侧浅筋膜层内的深丛。深丛的动脉有多个动静脉连接，提供分流，控制血液流向皮肤，从而控制体温。皮下动脉的舒张和收缩决定了皮肤的温度和颜色。

浅筋膜的改变（如致密化或纤维化）可能会限制或收缩其内的动脉，引起皮肤颜色的改变，减少皮肤血管的形成，甚至导致皮肤的慢性缺血（Distler et al，2007；Stecco C，2015）。

在肿瘤手术中，胸肌浅筋膜由于腋

浅筋膜与乳腺内侧的紧密粘连，常被损伤或切除（部分或全部）。在皮下组织中造成瘢痕并破坏不同层（浅筋膜、深筋膜和肌肉）之间的滑动系统。

在胸部的浅筋膜和深筋膜之间，存在疏松的结缔组织，该结缔组织通常允许乳腺相对于下面的肌肉平面运动。

躯干的深筋膜与四肢的深筋膜有很大不同。在四肢，深筋膜很容易与下面的肌肉分离，因此由于这样的筋膜结构，肢体肌肉在深筋膜下可以自由滑动。在躯干中，三个肌肉平面被三个筋膜层覆盖，并被松散的结缔组织分隔开，从而允许在不同的肌肉层之间滑动。特别是，较浅的肌肉层的筋膜较薄，并牢固地附着在肌肉上。每一层的筋膜也是分层的，因为它继续覆盖同一层的所有肌肉，躯干区域的这种特殊解剖结构能让周围运动协调，并且力可以适当地转移到上肢和下肢。

乳腺手术后，躯干可能发生致密化和/或纤维化，改变结缔组织的疏松性和致密性，影响肌肉层和筋膜层的相互滑动，引起肌筋膜功能障碍。由于躯干筋膜与四肢筋膜的连续性，这种肌筋膜功能障碍可在手臂并发症中表现出来。躯干肌筋膜层的解剖可以解释本例中患者在肩部运动时的疼痛，以及在手臂运动时胸部的拉扯感。

结论

乳腺癌手术治疗可引起上肢及颈

部活动范围缩小、疼痛综合征、肌肉萎缩、淋巴水肿、坏死等多种并发症。虽然上述所有并发症,除了坏死,通常是用物理疗法和各种手工治疗,但没有文献资料说明用手工治疗坏死。本章介绍一种使用 FM 方法治疗部分坏死的手工治疗方法。本章的目的是向治疗师和患者介绍使用这种方法改善血管形成的好处,并鼓励在这一领域的进一步研究。

参考文献

Alperovich M, Harmaty M and Chiu ES (2015) Treatment of nipple-sparing mastectomy necrosis using hyperbaric oxygen therapy. Plastic and Reconstructive Surgery 135 (6) 1071–1072.

DiSipio T, Rye S, Newman B and Hayes S (2013) Incidence of unilateral arm lymphoedema after breast cancer: A systematic review and meta-analysis. The Lancet Oncology 14 (6) 500–515.

Distler JH, Jüngel A, Pileckyte M, Zwerina J, Michel BA, Gay RE, Kowal-Bielecka O, Matucci-Cerinic M, Schett G, Marti HH, Gay S and Distler O (2007) Hypoxia-induced increase in the production of extracellular matrix proteins in systemic sclerosis. Arthritis and Rheumatism 56 (12) 4203–4215.

Ginsburg O, Bray F, Coleman MP, Vanderpuye V, Eniu A, Kotha SR, Sarker M, Huong TT, Allemani C, Dvaladze A and Gralow J (2017) The global burden of women's cancers: A grand challenge in global health. The Lancet 389 (10071) 847–860.

Siegel RL, Miller KD and Jema A (2016) Cancer statistics, 2016. CA A Cancer Journal for Clinicians 66 (1) 7–30.

Stecco A, Stern R, Fantoni I, De Caro R and Stecco C (2016) Fascial disorders: Implications for treatment. PM & R 8 (2) 161–168.

Stecco C (2015) Functional atlas of the human fascial system. Edinburgh: Churchill Livingstone, Elsevier.

Stecco L and Stecco C (2014) Fascial manipulation for internal dysfunctions: Theoretical part. Padua: Piccin.

Stecco L and Stecco A (2016) Fascial manipulation for internal dysfunctions: Practical part. Padua: Piccin.

Wang L, Guyatt G, Kennedy S, Romerosa B, Kwon H, Kaushal A, Chang Y, Craigie S, Almeida C, Couban R, Parascandalo S, Izhar Z, Reid S, Khan J, McGillion M and Busse J (2016) Predictors of persistent pain after breast cancer surgery: A systematic review and meta-analysis of observational studies. Canadian Medical Association Journal 188 (14) 352–361.

Zhang L, Fan A, Yan J, He Y, Zhang H, Zhong Q, Liu F, Luo Q, Zhang L, Tang H and Xin M (2016) Combining manual lymph drainage with physical exercise after modified radical mastectomy effectively prevents upper limb lymphedema. Lymphatic Research and Biology 14 (2) 104–108.

贝尔麻痹（面神经麻痹）的治疗

Larry Steinbeck，美国

这个案例描述了贝尔麻痹（面神经麻痹）的治疗，这是一种影响了第Ⅶ脑神经（也称为面神经）的疾病，它导致无法控制同侧面部肌肉。治疗结合了针对深筋膜和浅筋膜的特殊方法。由于面部浅筋膜包裹并连接着所有的表情肌，形成一个有组织的纤维性肌肉网络，而深筋膜包裹着咀嚼肌，包含颞肌和咬肌，以及唾液腺，这两层筋膜在面部神经麻痹后值得注意。所有的这些肌肉通过筋膜的连接包含了咀嚼和吞咽功能，因此正常的张力关系在此筋膜网络中维持正常功能是必要的。作者是 2010 年在意大利举办的第一次筋膜手法英语课程的参与者之一，他讨论了这两种筋膜组织致密化的可能影响，以及它是如何妨碍神经和肌肉功能恢复的。

作者背景

我毕业于波尔州立大学，位于印第安纳州的芒西，1985 年获得了物理治疗的理学学士学位和运动训练的副修学位。第二年，我在俄亥俄大学获得了体育教育的理学硕士学位，重点是运动训练，同时成为一名有执照的物理治疗师，也获得了美国运动训练师协会认证的运动教练的荣誉。

最初，我的专业实践方向侧重于业余运动员人群以及术后康复。随着我职业生涯的发展，我开始对治疗和护理老年人产生了兴趣，大部分时间都致力于患有急性和长期疼痛的成年人。认证包括了 Myopain Seminars 的干针疗法和筋膜手法协会的筋膜手法。我是筋膜手法Ⅰ级和Ⅱ级的认证讲师，我近期全职工作于 Jasper Georgia 的一家临床康复门诊。

Stecco 筋膜手法的经验

当我在俄亥俄大学时，我有机会到骨科医学院观察那些仍将手法医学纳入其实践的医生们的工作。这个经验让我了解了整骨手法技术，包含了肌肉能量技术、推拿手法、肌筋膜放松、摆位放松术和颅骶疗法。我受肌筋膜放松术和摆位放松术的吸引并有机会和 Robert Ward（DO）一起在密西根州立大学学习，也通过继续教育课程和 Harold Schwartz 学习了摆位放松术。每当 Ward 医生提起，他会用一个我非常喜欢的新词——"神经肌肉骨骼生物力学系统"。我被肌肉和筋膜系统的互相连接性激起好奇心，所以继续学习了他们之间的关系。在我参加肌痛研讨会（myopian seminars）时偶然发现 C Stecco 的一篇科学论文。我问其他人是否熟悉这项筋膜组织和结构的研究,但是他们并不关注这个。这激发了我对此话题的讨论兴趣和进一步的研究。我非常欣赏他们有这么多论文提供了新鲜的,非常详细的观点和我所知道的"神经肌肉骨骼生物力学系统"的相互连接。我从其他作者那学到的"全身"的连接,但没有一个像 Stecco 的工作那样详细和/或与运动控制和本体感觉相关。当我研究 L Stecco 提出的模型时,我很欣赏它在全方位评估和治疗方法上的无缝衔接。对于特定的身体部位或节段,没有独特的规则。无论你评估头和颈或踝和足,都是使用同样的原则。没有特别的技巧用在特殊的问题上。在逻辑和表达上都始终如一。通过筋膜结构的描述以及它和肌肉的关系,我可以更好地理解和欣赏我正在使用的其他方法/模型的解释。我更能够理解为什么关节松动术,推拿手法,或者本体感受神经肌肉促进法是有效的了,我意识到它就在"神经筋膜骨骼生物力学系统"中。

病例报告

Stecco 筋膜手法对贝尔麻痹(面神经麻痹)的治疗。

简介

患者 RV,72 岁,男性,主诉诊断为贝尔麻痹。他说主要是右眼的受限和无法闭眼,以及在喝饮料时会流口水。他只能用吸管,就像他所说的:"这并不是一个用来喝杯酒的好方式"。他说没有相关的疼痛,但是他会受到眼睛干涩的影响而让右眼感到刺激,用药膏会有些缓解。在来治疗前症状出现了大概 5 个月,自从被诊断为贝尔麻痹后在动作功能上并没有任何可观的改变,且他已经完成了三个口服皮质醇的处方和一个抗病毒药物处方的治疗。

贝尔麻痹是一个有挑战性的治疗,从单纯疱疹病毒到类似于 Huillain-Barre 的单神经病变,以及由于神经压迫引起的症状,关于这些症状的病因还没有共识。根据加拿大医学协会关于贝尔麻痹的治疗指导(de Almeida et al,2014),对于严重的案例使用皮质醇和抗病毒药物有更强的信心。他们指出并没有太大信心对于急症使用电刺激或手术减压,也没有任何运动性治疗建议。

这个患者是经由朋友介绍来治疗的,他朋友经过 FM 的治疗成功地解决了其他肌肉骨骼问题。

临床推理

由于该病例中出现症状的时间比较长,运动功能无明显变化,故推测面神经运动成分不再受明显炎症或病毒的影响。选择 FM 来治疗是因为它的模型通过肌肉/筋膜层面影响本体感觉,并间接影响局部神经的张力。通过调整浅表肌腱膜系统(SMAS)的张力来影响头部和颈部相关肌肉,可以推测 FM 可能有效地恢复运动控制能力,同时限制潜在的连带运动。连带运动是贝尔麻痹（面神经麻痹）的常见后遗症，它被定义为与特定表情相关的无意识运动。举个例子，贝尔麻痹（面神经麻痹）的患者可能经常出现当他们笑的时候无法持续睁开眼睛。另一个例子是面神经麻痹的患者无法使眼睑一张一合，也就是只能双侧同时运动，无法进行独立运动。

辨证论治

House-Brackmann 面部神经分级表被用作结果衡量标准（表 11-1），经过初步评估，此案例在此等级上评定了 V 级。

表 11-1　House-Brackmann 分级系统。由 Sun 等（2020）改进					
特征					预估值/%
分级	描述	总体	静止状态	动作	
I	正常	正常	正常	正常	100
II	轻度功能障碍	轻微无力，近距离观察可见有非常轻微的运动障碍	面部对称，肌张力正常	皱额：中度到好；眼睛：尽最小的努力能完全闭上；嘴：轻微不对称	80
III	中度功能障碍	两侧明显面肌无力，无面部变形：联动明显但不严重，挛缩和半边面肌痉挛	面部对称，肌张力正常	皱额：轻到中度运动；眼睛：通过努力可以完全闭上；嘴：尽最大努力依然轻微无力	60
IV	中-重度功能障碍	明显无力和/或影响外观的不对称	面部对称，肌张力正常	不能皱额；眼睛：不完全闭合；嘴巴：尽最大努力仍然不对称	40
V	重度功能障碍	仅有几乎察觉不到的运动	面部不对称	不能皱额；眼睛：不完全闭合；嘴：轻微运动	20
VI	完全僵硬	完全僵硬	不对称	无法运动	0

动作判定

患者出现明显的、几乎察觉不到的动作，静止时左右不对称，右前额无法运动，右眼未完全闭合，右侧嘴角只能有轻微运动（图 11-1、图 11-2）。

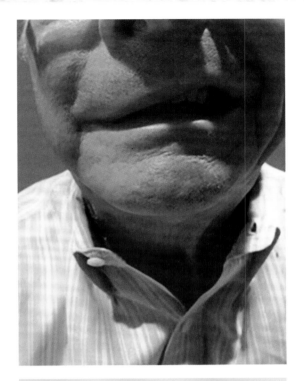

图 11-1　治疗前:无法上提右侧上唇

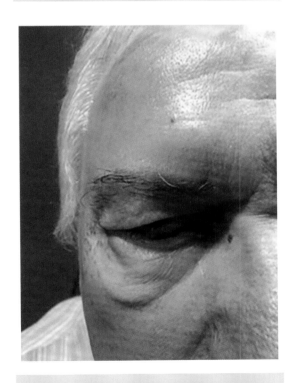

图 11-2　治疗前:无法闭眼或抬眉

触诊判定

根据其表现和症状的类型,触诊遵循筋膜手法治疗内部功能障碍(fascial manipulation for internal dysfunctions,FMID)方案。这种类型的评估考虑了头部和颈部区域的张拉结构及其在神经张力异常中的潜在作用。

评估主要靠触诊,最初直接针对头部,颈部,接着是上肢,包括对近端肩节段枢轴点的触诊和腕节段的远端张量进行触诊。也在头部和颈部的浅筋膜进行触诊评估。在触诊后,远端张量并没有出现致密化,但在头部和颈部有多个协调中心和融合中心点出现了致密化。在颈部右侧胸锁乳突肌处找到了最致密化的点(an-cl、an-la-cl、la-cl、ir-cl),左右两侧咬肌(an-la-cp 3、la-cp 3、ir-cp 3),左右两侧颞肌(an-la-cp 1、er-cp 2、la-cp 2),右后耳肌(er-cp 3),右侧斜角肌(an-la-sc 1、2)以及右侧上斜方肌(la-sc)。也在右侧浅表肌腱膜系统(SMAS)上发现了致密化。

没有在腕节段找到特别的远端张量,但是在 an-la 对角链上和冠状面外侧序列有普遍的致密化。基于治疗师所感受到的致密化等级,在那些滑动性下降最多的和感受到最厚和有颗粒状的组织上进行治疗。

治疗

第 1 次治疗

第 1 次治疗针对深筋膜,包含了冠状面的协调中心(center of coordination,CC),外加两个融合中心(center of fusion,CF)(表 11-2)。

表 11-2 第 1 次治疗					
治疗点位	la-cp 3 rt	an-la-cl rt	an-la-cp 3 rt	la-cl rt	La-cp 2 lt

第 2 次治疗

患者在一周后复诊。重新评估后，RV 说运动功能有进步，但是在喝饮料时流口水的情况没有任何改变。图 11-3、图 11-4 展示了运动功能的改变。

第 2 次治疗特别针对浅筋膜。应该注意的是，当涉及浅筋膜的治疗时，每一个特别的象限都用字母"q"标注，把象限和融合中心区分开来（表 11-3）。

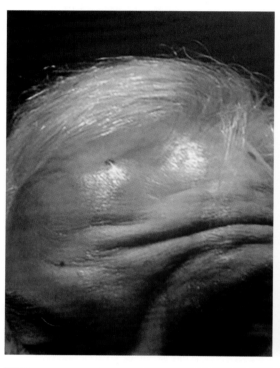

图 11-3 在第 1 次 FM 治疗后：能够皱眉头

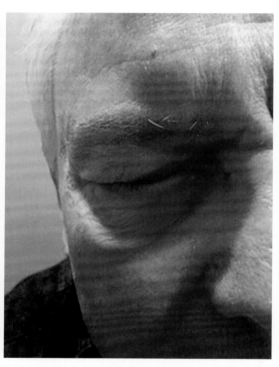

图 11-4 第 1 次 FM 治疗后：闭眼进步了

表 11-3 第 2 次治疗					
治疗点位及象限	an-la-cp 1 rt	er-cp 3 rt	q an-la-cl rt	q re-la-cl lt	q an-la-cp

第 3 次治疗

由于时间上的冲突以及患者休假，RV 的第 3 次评估和治疗放到了 3 周后。

患者反馈整个面部的活动性和感

觉会好很多，喝饮料流口水的情况也得到了控制（如果有的话）。这时候再次评估，他到了 House-Brackmann 面神经分级量表的第二阶。图 11-5、图 11-6、图 11-7 可以看到他来时的情况，"非常轻微的无力感是值得注意的以及可能有轻微联带运动"，在休息时"肌肉正常和对称"，有适度到良好的皱额功能，用最小的努力闭上眼睛，和嘴巴的"轻微不对称"。

对于发生的这些变化，患者感到备受鼓励，更惊讶的是来自家人和朋友提到他巨大的面部表情变化。

表 11-4 是该患者第 3 次治疗。

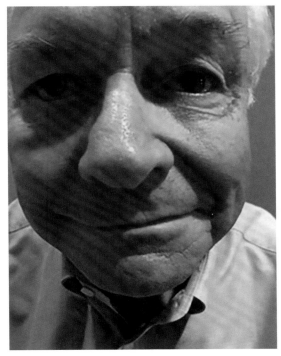

图 11-6 改善了微笑，可以闭上嘴喝水

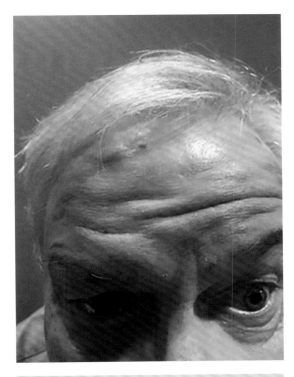

图 11-5 进一步提高皱眉能力

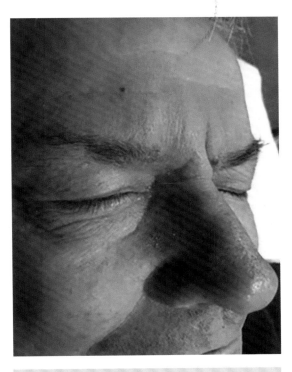

图 11-7 能够完全闭上眼睛

表 11-4	第 3 次治疗的点及象限			
点	ir-cp 1 rt	me-cp 1 rt	an-cp 1 rt	re-la-cp 1 rt
象限	q re-la-cp 1 rt	q re-me-cp 1 rt	q an-me-cp 2,3 rt	

结果

在这些点上，没有再提供后续治疗。三周后患者来拍摄了一些照片用于跟进追访。没有观察到明显的改善。患者仍然维持在 House-Brackmann 的面神经二级评分。这个量表的一级评分是指"面部各部位功能正常"。

讨论

这个患者在运动功能和功能测试上有重大的变化。最初，他没办法充分的闭上眼，也没办法在喝饮料时闭上嘴唇，但经过治疗后他能够正常执行这些功能。运动功能的全面改善使角膜得到充分的水合作用，并使他喝水而不流口水的能力恢复正常。

在关于贝尔麻痹（面神经麻痹）的期刊文章上（Eviston et al，2015；Phan et al，2016），有一些共识是关于面神经损伤是由于病毒引起的。在大多数情况下，神经和运动功能会在几天内自发恢复，或者服用皮质醇和抗病毒药物也是有效的。在这个案例当中，在 5 个月内服用了几种不同的药物之后，并没有任何进展。

故推测可能由于面部神经感染而导致致密化，影响深筋膜和浅筋膜。尤其是，面部浅筋膜包裹并连接所有的表情肌，形成一个有组织的纤维性肌肉网络，而深筋膜包裹咀嚼肌，包括颞肌，咬肌和唾液腺。所有参与咀嚼和吞咽的肌肉都由筋膜相互连接，在筋膜网络中正常的张力关系对于正常的功能是至关重要的（Stecco C，2015）。

致密化的一个原因可能是由于面神经感染导致的面部肌肉的僵硬和随之而来的麻痹。Raghaven 等（2016）指出麻痹和僵硬是由中枢神经损伤导致了大量的细胞外基质（ECM）包裹着神经血管组织所造成的。据假设，外周神经损伤导致的瘫痪和僵硬也会导致类似的 ECM 升高。Paven 等（2014）指出 ECM 的黏滞性会随着两个表面之间的距离增加而上升，如上述论文所述。ECM 的一个主要成分是透明质酸（HA），它是带有负电荷离子的非硫酸化黏多糖，广泛分布于结缔组织、上皮组织和神经组织上，通过信号通路传递途径参与测定 ECM 的黏弹性和纤维化进展（Albeiroti et al，2015）。Cowman 等（2015）也讨论了 HA 在组织僵硬中的作用。他们说手法的介入通过深层摩擦方法可能是有效的，因为它的剪切速率改变了 HA 和 ECM 的性质，从而改变了周围组织的黏弹性。手法处理可能产生与玻璃酸酶类似的效果，而玻璃酸酶是分解透明质酸的酶（Stern & Jedrzejas，2006）。

在 FMID 的书中，实操部分（2016）

L Stecco 和 A Stecco 提供了浅筋膜和深筋膜之间关系的细节。在整个身体中，有很多垂直的"皮肤韧带"，连接着表皮，浅筋膜和深筋膜。他们描述这些不是真正的"韧带"，因为没有骨与骨的相连。相反，他们应该被正确的描述为皮肤浅表支持带，它们连接着表皮和浅筋膜，及深层皮支持带。这些支持带限制了各层之间相对于相邻层的滑动角度。他们注意到，在身体的某些部位，支持带的某些特殊部位可以使皮肤更牢固地固定在深筋膜上。举个例子，你可以很轻松地分辨颈部韧带的纵向特性一直延伸到枕骨，以及在水平方向上的枕下区域看到类似的结构。

他们讨论了这种纵向和横向的特别强化过的组织是如何将浅筋膜划分为象限的。这些象限可以被证明有头，躯干和肢体。在此案例的第 2 次治疗汇报中，注意力都集中在浅筋膜上和这些用"q"来确定被治疗过的浅筋膜象限。

筋膜的致密化可能通过阻止其在深筋膜和浅筋膜交汇处进行伸缩，导致筋膜内神经的持续功能障碍。肌皮神经的临床解剖学习中说"纤维脂肪组织鞘"的排列可以比作"望远镜"，能够让喙肱肌长度的变化与肌皮神经的固定轨迹保持一致性。作者还说了这种排列也许可以解释通常起源于生理活动或手臂和前臂的剧烈被动运动而偶尔发生的肌皮神经卡压综合征。

L Stecco 和 A Stecco (2016) 也找到了会造成潜在神经卡压的筋膜点的特殊解剖定位。这些定位可以是：

- 在神经根上

- 穿过深筋膜的神经
- 在浅筋膜上穿进及穿出的神经。特别是从茎乳孔出来后，面神经形成耳后支。面神经穿过腮腺，没有支配腮腺而形成腮腺神经丛。除了起源于腮腺神经丛的运动神经，包括支配面部表情肌肉的五个分支外，面神经有支配表情肌的运动神经纤维包含在浅筋膜中（Benningoff & Goerttler, 1986 ）。运动成分可能受到任何或所有这些点的筋膜组织致密化的影响。

临床上，在脊柱减压手术后观察到外周运动变化（Watanabe et al, 2005 ; Macki et al, 2016 ）。对 12 名在发病后 21~70 天接受面神经麻痹减压手术的患者进行了回顾性分析，对比 22 名没有减压手术而是采用类固醇和抗病毒药物治疗的患者，得出的结论是，两组患者的最终恢复率没有明显的差别；然而，减压手术组的所有患者在最后随访时至少恢复到 House-Brackmann 分级系统的三级（Kim et al, 2016 ）。

在这个章节的案例学习中，当处理了几个面神经穿过深筋膜的点后我们看到了运动功能的变化（尤其是 an-la-cl 和 ir-cp 3 ），和它与浅筋膜的关联（q an-la-cp、q re-la-cp、q an-me-cp 和 q re-me-cp）。治疗深筋膜和浅筋膜的致密化所带来的结果可能类似于在多个部位对神经的减压。即使神经功能在一开始被病毒破坏了，但神经沿着它的路径传递时，由于筋膜的致密化而造成的神经组织压迫，会让这种反馈有所延迟。这些症状的根本原因也许是最初

第二篇　内部功能障碍

神经抑制相关的活动受限。

结论

在此情况下,筋膜的致密化和其性

状的改变与运动功能的改变同时发生,针对筋膜的手法治疗可能对恢复运动也有帮助。当处理"神经筋膜骨骼生物力学系统"的功能障碍时,包括深筋膜和浅筋膜的治疗可以显著改善慢性周围神经卡压的后遗症。

参考文献

Albeiroti S, Soroosh A and de la Motte CA (2015) Hyaluronan's role in fibrosis: A pathogenic factor or a passive player? BioMed Research International 2015:790203. doi: 10.1155/2015/790203.

Benninghoff A and Goerttler K (1986) Trattato di anatomia umana. Padua: Piccin.

Cowman M, Schmidt TA, Raghavan P and Stecco C (2015) Viscoelastic properties of hyaluronan in physiological conditions. F1000 Research 4 622. doi: 10.12688/f1000research.6885.1.

de Almeida JR, Guyatt GH, Sud S, Dorion J, Hill MD et al. (2014) Management of Bell palsy: Clinical guidelines. Canadian Medical Association Journal 186 (12) 917–22.

Eviston TJ, Croxson GR, Kennedy PG, Hadlock T and Krishnan AV (2015) Bell's palsy: Aetiology, clinical features, and multidisciplinary care. Journal of Neourology, Neurosurgery, and Psychiatry 86 1356–1361.

Kim SH, Jung J, Lee JH, Byun JY, Park MS and Yeo SG (2016) Delayed facial nerve decompression for Bell's palsy. European Archives of Oto-rhino-laryngology 273 (7) 1755–1760.

Macchi, V, Tiengo C, Porzionato A, Parenti A, Stecco C, Bassetto F, Scapinelli R, Taglialavoro G and De Caro R (2007) Musculocutaneous nerve: Histotopographic study and clinical implications. Clinical Anatomy 20 400–406.

Macki M, Syeda S, Kerezoudis P, Gokaslan ZL, Bydon A and Bydon M (2016) Preoperative motor strength and time to surgery are the most important predictors of improvement in foot drop due to degenerative lumbar disease. Journal of the Neurological Sciences 361 133–136.

Pahn NT, Panizza B and Wallwork B (2016) A general practice approach to Bell's palsy. Australian Family Physician 11, 794–797.

Pavan PG, Stecco A, Stern R and Stecco C (2014) Painful connections: Densification versus fibrosis of fascia. Current Pain and Headache Reports 18 (8) 441. doi: 10.1007/s11916-014-0441-4.

Raghavan P, Lu Y, Mirchandani M and Stecco A (2016) Human recombinant hyaluronidase injections for upper limb muscle stiffness in individuals with cerebral injury: A case series. EBioMedicine 9 306–313.

Stecco C (2015) Functional atlas of the human fascial system. Edinburgh: Churchill Livingstone, Elsevier.

Stecco L and Stecco A (2016) Fascial manipulation for internal dysfunctions: Practical part. Padua: Piccin.

Stern R and Jedrzejas MJ (2006) Hyaluronidases: Their genomics, structures, and mechanisms of action. Chemical Reviews 106 (3) 818–839.

Sun MZ, Oh MC, Safaee M, Kaur G and Parsa AT (2012) Neuroanatomical correlation of the House–Brackmann grading system in the microsurgical treatment of vestibular schwannoma. Neurosurgical Focus 33 (3) E7. doi: 10.3171/2012.6.

Watanabe K, Hasegawa K, Hirano T, Endo N, Yamazaki A and Homma T (2005) Anterior spinal decompression and fusion for cervical flexion myelopathy in young patients. Journal of Neurosurgery. Spine 3 (2) 86–91.

运用筋膜手法治疗内部功能障碍(FMID)技术治疗跑步者产后尿失禁

12

Collen Whiteford，美国

编者评论

　　这章的案例报告了两个孩子的妈妈产后尿失禁问题，此问题困扰她以致放弃跑步。在五次筋膜手法治疗内部功能障碍(fascial manipulation for internal dysfunctions，FMID)后，加上两次处理关于跑步的分析和练习，毫不夸张，她又跑起来了。这篇文章的作者是一名 30 多年的物理治疗师，也是骨病和干针疗法专家。她从 2014 年开始从事 Stecco 筋膜手法治疗。她解释了这个方法至今是如何为她提供一个理论体系指导她做一些最有效率的干预，同时也包含了她在评估和治疗方面的知识和经验。此外，作者认为，筋膜在许多诊断中，包括尿失禁的管理中通常不被考虑，但是筋膜系统有潜力凭借其大量解剖基础的优势，产生巨大的影响力。

作者背景

　　1984 年我毕业于美国密苏里州圣路易斯大学物理治疗系。1986 年我和我的丈夫 Bill(他也是物理治疗师)共同创立了 Appalachian 物理治疗中心，在我们的分别位于弗吉尼亚州和北卡罗来纳州的三个办事处全职从事临床实践。2009 年，我获得了美国物理治疗专业委员会颁发的骨病专家认证。2011 年，我获得美国弗吉尼亚州温彻斯特谢南多(Shenandoah)大学物理治疗博士学位。我在 2010 年的肌痛研讨班上获得了干针疗法认证，紧接着加入教员行列协助教授针刺课程。从 2014 年开始使用筋膜手法(fascial manipula-tion，FM)工作，至今完成了一、二、三阶课程，并在许多地方、州和国家的活动中展示了这个主题。

Stecco 筋膜手法的经验

　　我追求专业认证的内在动机是我要求自己一直在我从事的专业的最高标准上进行实践，完成更好的临床效果。我在关节松动和软组织松动、运动、教育及干针等方面的治疗模式为患者提供了很好的服务，并使我们的工作显得与众不同。即便如此，一些患者病情会有改善但没有完全解决，也有一些人尽管当时完全恢复了但还会因为同样问题回来复诊或者产生新的困扰，另外的一些患者则有很多看起来不相关但通常是碾压性的令人沮丧的问题。

　　我在 2014 年的一堂基础入门课程

中首次认识了 FM 模型。在我听到指导老师介绍筋膜致密化的化学原理后，我被它与肌筋膜触发点科学的相似性所震惊。让我印象最深刻的是一个周末去后续报名注册 FM 的第一阶课程，因为之前注册人数不足开班而取消，我购买了实用的文献，并尝试自己运用该系统。尽管我接受该模型的培训不多，但我认识到在患者的反馈以及持续性的进步和有能力描述更多问题时的积极变化。我让我的同事都知道了该方法的价值，并在我们诊所安排了私人的第一阶和第二阶课程。自从那时候开始，我们每天都在运用 FM 治疗每一个患者并且看到了可观的效果。FM 成为我们治疗模式中最基础的元素。

奇怪的是，FM 并没有真正地改变我的治疗方式，而是融会贯通。我继续总结患者的病史但收集更多方面的因素，例如过去的问题、严重的痉挛和反复抱怨的问题。在第三阶的实践中使我能够询问关于便秘、反酸和许多其他疾病，我曾经把它们归于临床医学范畴。我现在有一个框架来理解是什么原因驱使这些有明显肌骨疼痛问题的患者来到我的诊所。我仍然靠视诊检查患者，但现在我有一个合理的解释方法来解决他们的肌肉骨骼系统变形。我继续细致地评估动作的数量和质量。但是，相比于专注地观察患者的受限、功能障碍、疼痛或无力，现在我能够更深刻地理解这些问题与身体其他部分和个人其他问题的关联性。在许多案例中，这个方法让我在一些离主诉区域很远的身体远端部分找问题。

我仍然用手法治疗，尤其是软组织松动术。FM 有一个评估和治疗系统用于更有效地做出一些干预决策。FM 并没有驱使我放弃我在多年的训练和实践中所学到的一切。相反，它包含了我对于评估和治疗的知识和经验，扩展到包括整个身体的整体视角，并以一种对每个患者都能实际实施的方式来应用它。最终结果是在主要疼痛和看似无关的问题上有了实质性的可持续改善，用更少的到访次数让身体有更好的反应；只有治疗师自己满意，患者/客户才能满意。我相信自己终于达到了目标——在我的专业领域最高水准上进行实践。

美国物理治疗协会，在其愿景声明中，要求我和我的同事"通过优化运动来改善人类体验，从而改造社会"（见 www. apta. org）。2014 年在温彻斯特的谢南多大学，Shirley Sahrmann 博士将肌肉骨骼系统、神经系统、皮肤系统和呼吸系统视为运动系统的必要组成部分。同理可得，泌尿系统、消化系统、生殖系统、循环系统、淋巴系统、代谢系统、内分泌系统和感官组件也该被考虑为运动系统的组成部分。我们协会的领导建议采用"区域相互依赖"的观点，即疼痛和功能障碍可能是由远处但与主诉部位相关联的组织引起的（Wainner et al，2007）。虽然我们可能同意这些概念是令人钦佩的，但他们仍然是一种假设结构，除非他们能够有一种实践方法伴随着纳入日常评估和治疗。在我多年的临床治疗、专业培训和继续教育中，我从未遇到过一种方法能够像 FM

那样帮助我把这些想法如此全面地整合,并成功地进行了实践。

运用 FMID 的技术来治疗一位跑步运动者的产后尿失禁。

简介

EB 是一位 34 岁的母亲,孩子分别是 4 岁和 7 岁。第一个孩子是剖宫产,第二个则经历了非常困难的顺产。在第二胎产后恢复后,她重新开始跑步但是很快发现有腹直肌分离(DR)和压力性尿失禁(UI)。当她跑步、跳跃和陪孩子蹦床以及打喷嚏的时候,尿失禁会比较明显。她继续尝试蹦床,但会告诉孩子她不得不停下,因为"妈妈尿裤子了"。她也放弃了跑步。

为了尽早恢复能够运动起来,她在出现症状一年后寻求了女子健康物理治疗师的帮助。治疗包含了凯格尔运动、呼吸再训练以及强调腹横肌和提高盆底肌功能的核心训练。据说她非常勤奋锻炼,她的治疗师也认为她的表现很出色。盆腔内检查后,治疗师确定她有"足够的盆底力量",因此并没有进行进一步的内部检查。进行了 5 次治疗,5 周后她感觉她的腹直肌分离好像有进步,但是尿失禁并没有改善。她的治疗师鼓励她尝试跑步,但是尿失禁仍然存在,她就放弃了治疗。

EB 寻找了她在互联网上所能找到的锻炼课程,但是也没能成功的改变尿失禁现状。有一位物理治疗师的家庭成员建议进一步的物理治疗,并在互联网上找到了我们的设备。EB 阅读了我们的计划,并在无须治疗师转诊的情况下直接提交评估和治疗。

在她初次评估的时候,EB 提及其他历史信息包括运动过度,头痛,痔疮,踝关节扭伤,胫腓骨疲劳性骨膜炎和膝盖痛。她对疼痛的评分都是 0,仅用了"核心和盆底弱"作为她唯一的主诉。第二个结果采用患者特定功能量表(PSFS),由于尿失禁她给自己的评分为 2 分或 80% 使其无法跑步、玩蹦床和做跳跃运动。脚踝扭伤以及跑步引起的胫腓骨疲劳性骨折她标记为时间最久的问题,可以追溯到高中时期,在大学期间开始有了头痛。她还提到了近期发现了晨起时在尾骨区域的下背部疼痛。这看起来像是久坐引起的,通过锻炼会改善。

临床推理

在 FM 模型中,过去的信息在临床推理中至关重要,在最早的问题发生节段尤其值得注意。自从她主诉关于骨盆区域的尿失禁,以及最早的功能障碍节段为踝关节,这些区域都被假设为对她主诉的影响。在 FM 模型中,尿失禁被分类为内部功能障碍(ID),因此我们用 FMID 的视角来判断她的问题。关于她的尿失禁问题有很多的评论将腹直肌分离紧密联系在一起,这引发了一场讨论,尽管两者都反映了张拉结构的问题,但这两个问题并不互相依赖,因为它们可以独立存在。由于她的腹直肌分离从一开始就得到了改善,而且不像尿失禁那样具有破坏性影响,因此护理重点是尿失禁(UI)。

辨证论治

检查发现,身体健康,没有明显的躯干、下肢或足部的结构畸形。步态无异常。

动作判定

在 FM 系统当中,下一步是活动性评估,叫作动作判定。骨盆(pv)节段相对于腰(lu)节段缺少灵活性,因此腰被选择作为动作判定(表 12-1)。基于她的历史信息,双侧脚踝也被选择作为动作判定。过度运动是明显的,可能掩盖了活动性异常,但是某些动作缺陷是明显的。因为在她的历史信息中有关于她膝关节的问题,因此在总体动作判定中添加了膝关节的深蹲测试(图 12-1)。虽然在文献中对深蹲的理想姿势有很多争论,但这位医生发现,从临床角度来说,让受试者以他们选择的任何方式

进行深蹲是简单而有效的(脚跟踮起或放下,手臂屈起或放在身体两侧,腰部弓着或挺直)。深蹲的特点,如动作的完整度、难度、疼痛反馈和捻发响声都在后续的对比中值得注意。

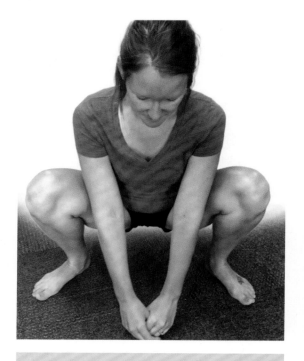

图 12-1 患者做深蹲,深蹲被认为是膝节段全面的总体动作测试

表 12-1 针对患者腰和踝节段三个平面活动能力的动作判定(MoVe)。膝节段的测试随后会添加一个总体的动作判定,通过深蹲来体现			
动作判定(MoVe)			
	矢状面	冠状面	水平面
腰(lu):躯干向前弯曲(fb),向后弯曲(bb),侧向弯曲(sb)	运动过度,躯干向前弯曲手掌能触地。向后弯曲受限,下背部疼痛	躯干向两侧的侧向弯曲无异常	躯干向左旋转轻微受限。向右无异常
脚踝(ta):踝足背屈(df),跖屈(fb),内翻,外翻	双侧足跟走,足前掌正常	双侧足外侧走和足内侧走均正常	无
膝盖(ge)	总体动作判定:深蹲。全蹲,轻微响声,右膝酸痛		

触诊判定

根据 FM 的模型,评估的下一个元素是触诊判定(PaVe)。患者首先要明白筋膜、滑动系统和致密化的假设。患者仰卧位,根据 FMID 的指点,进行 lu、pv 和 ta 节段的触诊。触诊的组成主要有腰节段的融合中心,叫作 an-me-lu 2 bi(图 12-2)、an-la-lu 2 bi 和 ir-lu bi,基于测试者的感知和患者的反馈去证明哪个点更加致密化。后续在 pv 节段进行触诊,分别为 an-me-pv 2 bi、an-la-pv 2 bi 和 ir-pv bi。接着,筛查 ta 节段的融合中心点,为了判断远端张量是否有问题。由于没有找到 ta 节段的问题,因此继续往足节段进行触诊,分别是 an-me-pe 1 bi,都呈现为致密化和疼痛。基于患者的反馈以及测试者的感知关于致密化的融合中心点,前后张量(antero-posterior catenary,AP 张量)内部筋膜序列被认为是最受影响的。这个序列包含了 an-me 和 re-me 锚索。最后,腹直肌分离 1.5 指宽也被筛查出来,据她说过去两年没有任何变化。

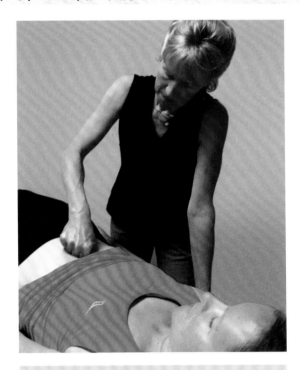

图 12-2 治疗师在触诊 an-me-lu 2,一个主要的融合点,位于腰节段,在前后张量(AP 张量)内部筋膜序列上

治疗

评估结果与患者讨论。在她的同意下,开始对致密化最厉害的部位进行筋膜手法治疗(表 12-2)。

表 12-2 在整个治疗过程当中所治疗的患者的 CC 和 CF				
治疗				
第 1 次到访	an-me-pv 2 lt	an-me-pv 3 rt	an-me-pe 1 bi		
第 2 次到访	an-me-cx lt	an-me-ge 3 rt	an-pe lt	ir-ge rt	er-lu rt
第 3 次到访	跑步分析、鞋子教育、运动				
第 4 次到访	re-me-ge 1 bi	er-ge bi			
第 5 次到访	an-me-cp 2 rt	ir-cp 2 lt	er-cp3 rt		
第 6 次到访	跑步分析、教育、运动				
第 7 次到访	re-me-cp 3 lt	re-me-sc lt	re-me-pe 1 & 2 bi	an-me-lu 1 rt	

1. 治疗后的动作判定,增加了腰的伸展角度,但是未伴随下背不适。通过吹爆一个气球所带来的刺激作用,她接受了骨盆后倾的指导(postural restoration institute)。她注意到这个练习和她之前做过的类似。她膀胱功能的变化可能不会立刻就有明显进步。

2. 五天后,EB回来第2次治疗,她非常激动地说她有进步。她说她感觉到"她的膀胱好像和之前的位置不一样了"。她已经能够在蹦床上跳跃,并且能够打喷嚏不伴随漏尿现象。她甚至还尝试了跑步,但时间控制在10min以内,也并没有发现漏尿现象,但是出现右膝疼痛的现象。她还提到了她的后背痛和痔疮也好多了。动作判定能看出腰的伸展和往左旋转有轻微受限。因为她第1次治疗的良好反馈,随后用FMID的方法继续于仰卧位AP线上治疗。也在俯卧位上做了触诊,分别是lu、pv和cx节段,这些是和尿失禁相联系的重要节段。在er-lu rt这个CC点及其他点上发现了致密化,因此用FM进行了治疗。后续教育针对的是过度运动方面。因为她很想做一些运动,因此在家里做了一个理疗球和呼啦圈,她开始采用坐姿用球训练骨盆的三个平面,以及她最爱和她孩子们一起做的站姿呼啦圈运动。

3. 因为急于恢复跑步,她2天后又回来找另一位专门治疗运动员的医生。她在蹦床上蹦跳的时候,打喷嚏,或者在院子里和她的孩子们玩的时候,仍然没有渗漏。这次回访没有进行FM治疗,而是跑步的分析,以及重新跑步后的建议,鞋子评估和教育,以及一些额外的运动指导。

4. EB的第4次回访是在新跑鞋的跑步分析的5天后。她进行了30min的跑/走结合,没有发现漏尿、膝和背痛。她反馈说自从她最后一次FM治疗后右膝综合征就有改变了,但是她现在跪坐在她的足上时会有右膝的不适感(图12-3)。假设该姿势使她右膝综合征复发了,因此考虑治疗后的动作判定。她能够全蹲但是右膝会有酸感和

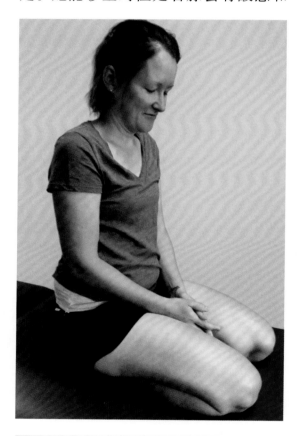

图12-3 她第4次到访时反馈的当坐在脚上时有右膝不适感。由于这个动作使其右膝症状复发,因此被认为是她治疗后评估的"个性化"动作判定

捻发音。触诊判定发现在大腿和膝盖后侧有致密化的情况,因此用 FM 进行了处理。治疗后她膝盖的问题无论是蹲还是坐在脚上,都没有症状了,虽然捻发音还是存在。

5. EB 一周后再次回访,反馈说她跑步时间越来越长,但膝盖没有疼痛,也没有漏尿问题。上次治疗后隔天她犯了偏头痛,但是没有特别的原因(缺少睡眠、天气、花粉或特定食物)。跪坐在脚上时膝盖仍有轻微不适,但现在她的表现主要为头痛。回忆了她的历史信息中包含了头痛问题,在其头部(cp)实施动作判定,她的眼睛向左侧外/上方看的时候会加剧她的头痛(图 12-4)。FM 的治疗继续聚焦在头部,治疗后头痛立刻好转了。

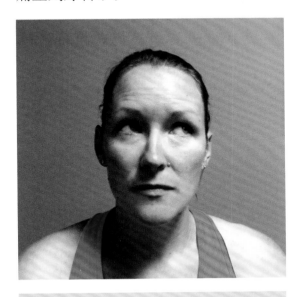

图 12-4 她第 5 次到访反馈了头痛症状。鉴于她的历史信息中有头痛,因此实施了头部的动作判定(cp),她的眼睛向左侧外/上方看的时候会加剧她的头痛

6. 两天后 EB 又回来做更多的跑步分析,教育,并让她咨询的运动治疗师协助她做一些运动。她非常成功地增加了跑步时间和距离,没有漏尿现象出现。她的头痛也完全解决了。此次没有提供 FM 治疗。

7. 上一次 FM 治疗后的一周,EB 最后一次回访。她很兴奋,为了避免受伤她逐渐增加跑步量,但是没有发生漏尿。她成功地在蹦床上进行了 15min 的跳跃仅仅受限于疲劳而不是膀胱泄漏问题。当她长时间坐在她的脚上时她的右膝有轻微的症状。她反馈说当腰后伸时有轻微的下背部紧张,在上一次治疗后她还经历了一次轻微的头痛。动作测试发现在腰后伸时有轻微腰部紧张,当跪坐在她的脚上时有轻微的右膝不适,以及当眼睛向外上方运动时,左眼后部有明显的疼痛感。她接受了 FM 治疗基于触诊所发现的最致密化的点。足部(pe)是最受牵连的,很明显它需要花大量时间完成组织的滑动,好比她在治疗过程中所反馈的极度不适。考虑到她慢性的下肢跑步损伤,这一点不足为奇。治疗后的动作判定发现下背部问题、膝盖和头部症状全部解决。在特殊功能量表(PSFS)中评了 9 分或 10% 的障碍。她被鼓励去继续逐步增加跑步英里数,且没有安排后续的预约。在她离开一个月后的电话回访中,她反馈一切都做得很好并没有漏尿,并且在进行 10 公里跑步训练时继续增加她的跑步时长。她还反馈了她并没有遵守家庭锻炼计划。

讨论

在美国,尿失禁通常归于拥有盆腔内检查和盆腔内治疗技术的女性健康治疗师的范畴。这形成了一种文化,将尿失禁作为一个专业领域的治疗。相反,没有接受过盆腔内技术培训的治疗师可能不会将骨盆区域问题,如尿失禁的诊断,与患者所显现出的其他症状联系起来。然而,有证据说明这些问题确实是相互联系的(Cassidy et al,2017)。Ramin 等在对 41篇科学文献的综述中强调了腰背部,腹部和盆底筋膜之间的一种强大的功能和解剖关系。很多用于治疗尿失禁的方法都强调盆底肌的活动性问题。无论是促进或抑制其活动,都把恢复这些肌肉的活动性作为解决目标。Kurz 和 Borello-France(2017),提倡考虑盆底肌之外的元素,比如髋关节,这些关节的运动障碍可能对盆底肌肉组织产生影响。总之,这些传统的方法结合了教育、呼吸再训练、运动、生物反馈和肌肉促进/抑制法,已经收获了成效。然而这些传统方法常依赖于多次治疗,内部检查,为获得检查结果延长检查周期,特殊训练(有些案例需要特殊的器械),以及延长那些很多患者会放弃的配套家庭训练。

这个案例报告描述了一个使用 FM方法治疗的患者的良好反馈。尽管筋膜还没有在很多诊断管理中被考虑进去,包括尿失禁,但是筋膜系统因其有大量的解剖基础和其与内脏以及肌肉骨骼系统的联系而有着潜在的巨大影响(Stecco C,2015)。筋膜还拥有在身体远端节段传递力的能力(Stecco C,

2015)。L Stecco 和 C Stecco(2014)把躯干比作有锚索和悬链的张拉结构,四肢形成其张量延续。异常的张力,好比筋膜致密化可能产生于结构上的任意一个点上,有着破坏正常运动和功能的潜力。盆腔膈肌筋膜特别容易受到下肢的影响(Stecco L & Stecco C,2014)。在 EB 的案例中,假设了脚踝的损伤史是她问题的源头。胫腓骨疲劳性骨折以及膝盖痛是慢性功能障碍,可能反映了下肢深筋膜组织间缺少了正常的滑动。这个情况在她接受足节段 FM 治疗的时候得到了证实,当时她感到非常不舒服,而这个部位正是她最早的问题所在。进一步的组织负荷过载出现在她第 2 次怀孕和分娩后,这使系统的张力超过了它所能代偿的能力,表现为腹直肌分离和尿失禁。在她第 1 次治疗的时候,她经历了盆底测试并没有发现肌肉功能障碍或无力。她也接受了传统的治疗方式,有趣的是使用了包括盆底元素的锻炼方法。尽管她非常遵守这个课程,但是她尿失禁(UI)的现象并没有改变。当她反馈说腹直肌分离有改善时,有人会说无论她怎么努力,结果都是这样的(Kurz & Borello-France,2017)。

结论

针对这个患者使用 FM 进行漏尿的治疗值得注意的原因如下:

1. 她在第 1 次治疗后漏尿有显著

的改变

2. 她在 30 天内完成全部治疗,用了 5 次 FM 治疗和两次跑步分析及锻炼

3. 没有利用盆腔内检查和治疗

4. 没有利用特别的设备

5. 她主要的物理治疗师在传统女性保健方面接受过的训练很少

6. 后续的主诉有关头痛和下肢症状被列入她的治疗方案中并且得到改善

7. 一个月后经过电话回访,患者完全恢复了正常

8. 尿失禁的持续变化并不取决于她是否遵从锻炼

从经济和生活质量的角度来看,尿失禁的巨大影响给全世界人民带来了负担(Zhu et al,2009)。虽然患者和医生花费了大量的时间、金钱和精力试图根除这个问题,但它仍然令人担忧和沮丧。或许这有一部分是由于对筋膜及其影响尿失禁的潜力缺乏重视。许多治疗的情况,至少从这个从业人员的经验来看,比起常规治疗,都可以预防或尽量减少早期干预。在 EB 的案例中,我们只能推测这种相对早期的尿失禁干预和成功解决可能会对她的一生产生影响。也有人会问如果在孕前采用 FM,她是否能够预防尿失禁和腹直肌分离。FM 系统为那些有相关症状的人提供了一个评估和处理的可行选择。

参考文献

Borello-France D, Downey P, Zyczynski H and Raus C (2008) Continence and quality-of-life outcomes 6 months following an intensive pelvic-floor muscle exercise program for female stress urinary incontinence: A randomized trial comparing low- and high-frequency maintenance exercise. Physical Therapy 88 (12) 1545–1553.

Cassidy T, Fortin A, Kaczmer S, Shumaker J and Szeto J (2017) Relationship between back pain and urinary incontinence in the Canadian population. Physical Therapy 97 (4) 449–454.

Kurz J and Borello-France D (2017) Movement system impairment-guided approach to the physical therapist treatment of a patient with postpartum pelvic organ prolapse and mixed urinary incontinence: Case report. Physical Therapy 97 (4) 464–477.

Ramin A, Macchi V, PoRzionato A, De Caro R and Stecco C (2016) Fascial continuity of the pelvic floor with the abdominal and lumbar region. Pelviperineology [e-journal] 35 (1) 3–6. Available: http://www.pelviperineology.org/ march-2016/pdf/pelviperineology-march-2016- hd.pdf> [17 December 2017].

Stecco C (2015) Functional atlas of the human fascial system. Edinburgh: Churchill Livingstone, Elsevier.

Stecco L and Stecco C (2014) Fascial manipulation for internal dysfunctions. Padua: Piccin.

Wainner R, Whitman J, Cleland J and Flynn T (2007) Regional interdependence: A musculoskeletal examination model whose time has come. Journal of Orthopaedic and Sports Physical Therapy 37(11) 658–660.

Zhu L, Lang J, Liu C, Han S, Huang J and Li X (2009) The epidemiological study of women with urinary incontinence and risk factors for stress urinary incontinence in China. Menopause 16 (4) 831–836.

第三篇　其他观点

本篇的 3 章就 Stecco 筋膜手法的应用提出了其他观点。第一章介绍了两种不同的有效假设,作者建议该手法的从业者可以在临床治疗中尝试。第二章是一个随机的初步临床试验研究,举例说明如何详细检查某指定参数,以及本手法的理论背景是如何为科研提供新思路的。最后一章探讨了儿科神经疾病治疗的案例,这是一个尚未有充分记录的领域,但这对于铺垫运动训练具有巨大的潜力。

从功能上区分病理:潜在的治疗改变

Warren I. Hammer,美国

13

编者评论

我非常荣幸能够介绍这篇文章。它的作者是一位在脊柱手法治疗,特别是软组织治疗领域非常著名的作家。这位作者于 2011 年把 Stecco 筋膜手法带到了美国,他的课程设置蕴含了近 60 年的大量临床实践、写作和教学经验,令人印象深刻。在这儿他提出了两个似乎合理的假设,这些假设肯定会在此方法的从业者中引起争论。第一个假设介绍了关于功能和病理的不同,建议治疗师们应该辨认它们之间的不同且要在他们的分析和治疗当中考虑进去。该假设在案例报告中被证实。第二个假设描述了一个关于 Luigi Stecco 先生某些线上的点可能相比其他线更值得注意。特别是,作者专注在 Luigi Stecco 先生的 re-me 对角线上,这条线深处包含了多裂肌,表明了它既是一种功能途径,也是一种病理途径,即使在评估中可能没有确认它为主要改变的结构,也应该被评估并治疗背痛。

作者背景

自从 1960 年开始从事美式整脊,我随后获得了理学硕士学位和美式整脊骨外科学位。我参加了许多关于软组织方面的课程,意识到软组织在关节治疗方面的重要性。自从 1985 年开始,我一直在国内和国际上教授软组织。教授的一些软组织方法包括 Cyriax 的摩擦按摩、张力/反张力、简化后拉伸、肌筋膜放松、肌肉能量技术、Graston 技术、Mettes 的主动分离式拉伸、Mulligan 方法,Voyer 的 ELDOA™(纵向脊柱骨关节剥离术)等。我撰写和编辑了功能性软组织测试和徒手方法治疗(1991,1999,2007)和超过 300 篇主要关于软组织的文献,其中一些已经被同行评审。2013 年,我成为了 Stecco 筋膜手法的认证讲师。2011 年起,我多次邀请了 A Stecco 博士来到美国教授 FM。

简介

这章讨论了我多年来一直在使用的两个假设。这两个假设有非常显著的效果,它们包含了 Stecco 筋膜手法以外的点,通过治疗这些点可以让 FM 的效果更明显。此外,与其他链相比,某些 Stecco 筋膜手法上的点可能更值得重视。即使患者可能对某条链的治疗有反应,是否有可能对另一条与患者主诉有关的发生病理变化的链也进行治疗？治疗相关的链可能会加速恢复进程或预防复发，比如 Stecco 筋膜手法中的 re-me 对角线，它包含了多裂肌。有时那些没有出现明显致密化的特殊的链，可能值得我们注意。

L Stecco 在最近的教材书简介中说，他早期的治疗是"直接作用在不同关节的痛处"。他将这种治疗方法与 Cyriax 技术进行了比较，并指出，有时由于局部炎症，他无法治疗这些区域。最终他换到了位于周围区域的一些点进行治疗，那些点能通过组织不同肌肉协调运动来控制关节活动。L Stecco 认为疼痛的部位或感知中心（center of perception，CP）很少是疼痛的原因，而仅仅是功能障碍的结果。他指出造成这种现象的原因是协调中心的致密化，导致肌肉纤维的不协调运动。除了个别位于疼痛关节附近的 CF 外，大多数 CF 并不直接在病理组织上。

临床推理一

FM 的治疗师们应该能够辨认功能和病理的区别，将两种情况都用在分析和治疗中。

您是否曾遇到过这样的情况：您曾使用 FM 治疗某个问题，几周后或几次治疗后，患者的疼痛减轻了，但一些功能测试仍然疼痛？患者可能已经出院或拒绝治疗，但他们的疼痛问题尚未完全解决。我想大多数 FM 治疗师们都遇到过这种情况。我们认为我们治疗了正确的肌筋膜线或序列链也妥善地处理了患者的平衡问题。在几次 FM 治疗过后，我们可能会有一个瓶颈，患者的症状不再有进步。此时，我们应该回顾患者的历史信息来反观是否有任何陈旧的损伤被患者所遗忘的，和我们是否错过了治疗一些沉默点。疼痛部位的功能测试已经有进步了，但是仍存一些疼痛，患者并没有完全恢复。是否有可能仅依靠恢复肌肉协调功能还不足以完成整个康复闭环？

从功能上看，FM 主要与协调外周运动的恢复有关，而与直接的组织病理改变无关。随着时间的推移，人们认为恢复肌肉协调和减轻疼痛有助于将病理组织恢复到更正常的状态。采用筋膜手法治疗内部功能障碍（fascial manipulation for internal dysfunctions，FMID）治疗功能性而非病理性。"功能性疾病指的是器官或部分结构没有严重的明显变化"（Stecco L & Stecco A，2016）。

病理点（PP）指的是"类似于瘢痕形成过程的组织纤维化过程，其表现为堆积了大量的纤维结缔组织，反映的是组织修复或再激活的过程，如肌腱变性"（Paven et al，2014）。致密化和病理学不同，因为在解剖或活检中看不到宏观的筋膜形态改变。病理点可以是筋膜纤维化或者慢性致密化，影响胶原纤维束之间和纤维层内而不是疏松结缔组织的滑动。这些区域在测试时产生局部疼痛，并且对深层摩擦按摩的反应主要是引起成纤维细胞的增殖（见下文）。

在 FM 中，例如肩关节外旋抗阻测试疼痛，最终在 FM 中我们所选择治疗的是基于对 10 条筋膜链的协调中心（center of coordination，CC）点和 CF 点的触诊，可能是原动肌或拮抗肌肌筋膜单元上的 CC 点，顺着单一方向的 CC 点或者肌筋膜序列，或位于对角线或螺旋线上的 CF 点。这无疑是 FM 的治疗在软组织治疗发展史上的重大突破之一。

病理点（PP）是位于病理组织上的。一些可能需要局部治疗的常见区域位于：

- 肩锁韧带扭伤
- 膝关节或肘关节侧副韧带
- 脚踝韧带扭伤
- 肩袖肌群在关节囊处的止点
- 肌腱区域
- 臀中肌位于大转子的止点
- 内外上髁
- 脊柱关节囊小面
- 胸腔区域

加上其他位于上肢和下肢的区域。这些部位可能被磁共振（MRI）诊断为臀中肌止点、冈上肌或冈下肌的肌腱变性。病理点代表了慢性组织改变。"肌腱变性"的典型特征包括胶原蛋白细胞基质的退行性改变、细胞增生、血管增生和缺乏炎症细胞，这些都挑战了最初的错误命名"肌腱炎"（Abate et al，2009）。很多肌腱炎类型的情况都改为慢性肌腱变性。大多数病理点都位于

肌肉，韧带，肌腱和关节囊，在 FM 治疗点的近端或远端。

选择的 FM 肌筋膜链可能被 FM 治疗步骤所平衡了，但是在经受挤压的时候，主诉疼痛部位仍存疼痛，变成一个慢性的结局。这些区域可能需要局部治疗。在 L Stecco 先生发现肌筋膜动力学链之前，局部治疗一直是主要的治疗方式，并且仍被证明是有价值的。加上 FM 的治疗方式来恢复协调配合以及对于实际病理组织的局部治疗是一个能够全面解决问题的康复方案。本章试图回答的问题是：一些病理点位于何处，应何时治疗？

可以通过横向摩擦按摩治疗病理点（Hammer，1991），这和 FM 相似，但治疗时间和部位并不一样。在病理组织上进行摩擦按摩的倡导者是英国骨科医生 James Cyriax（Ombregt et al，2003）。Cyriax 推荐了一周两次的每次 20min 治疗，针对肌肉区域，肌腱止点和韧带。多年来，他的物理治疗师们将按摩时间限制在 10min 左右。对于大多数这些病理点，他建议要治疗一个月或以上，6~10 次才见效，但不是所有都见效（Lundon，2007）。今天，在病理点上使用仪器辅助的软组织松动、激光、体外冲击波治疗和其他方式可能加快愈合过程，甚至可能加快 FM 点位的治疗。

摩擦按摩理论

有很多假设来描述使用摩擦按摩的益处。一些理论对于结缔组织的再

生基于刺激和炎性细胞、血管和淋巴管内皮细胞，和成纤维细胞的反应，从炎症介质的释放开始，以组织修复的重塑结束（Lundon，2007）。成纤维细胞的增殖对于康复可能是最重要的因素。当这些细胞经受手法压力的刺激后，他们会产生新的细胞外基质，包括胶原蛋白，弹性纤维，细胞因子和生长因子。Lundon（2007）还说了"成纤维细胞的增殖和活化是结缔组织基本结构愈合的关键因素，并负责基因表达，从而产生细胞介质的愈合和胶原蛋白的合成"。一项动物对照研究表明，在术后诱发的韧带损伤通过器械辅助的软组织松动能够加速其恢复（Loghmani & Warden，2009）。近年来，在筋膜组织和成纤维细胞中发现了内源性大麻素受体。发现这些受体能够抑制促炎的细胞因子，如 IL-1 和 TNF-α，并增加抗炎细胞因子（Fede et al，2016）。

病理点与 FM 点

对于病理点的功能评估是标准的骨科抗阻测试和被动测试。举个例子，一个伴有肩关节疼痛和无力的患者在做外旋抗阻测试的时候可以解释由于冈下肌肌腱产生的局部疼痛。病理检查是指对疼痛区域进行检查、触诊和治疗。FM 治疗师会留意这个测试，但并不一定会认定就是它影响了肩部外旋。相反，如果治疗师认为是病理点，他应该能够立即想到位于冈下肌止点的关节囊处的肌腱区域。如果 FM 的测试

者认为外旋-肱骨（er-hu）的 CC 点是要处理序列的一部分，那么 er-hu 的点就在肱骨头的下方，位于三角肌后束。肩关节抗阻外旋的病理点应在更近端一些被治疗，位于关节囊处的冈下肌肌腱（图 13-1）。在病理点上的摩擦应最终产生局部麻木和能够改善肩部外旋抗阻的疼痛。理想状态下，FM 的治疗步骤可以先做尝试，但如果治疗了几次，已经评估和治疗了几条不同序列链后，在做功能测试时仍会在 CP 处产生疼痛，考虑病理点。

常见的膝关节损伤是急性内侧副韧带（MCL）拉伤，会在此处形成慢性疼痛。基于患者的历史信息，FM 能够有效地根据下肢的协调性来进行分析，包括髋、骨盆和足部。但是在急性、尤其是慢性 MCL 拉伤，对病理点的治疗可以证明对于该问题完整的手法治疗是必要的。参与 MCL 的触诊包括触诊和治疗韧带上能够找到的最疼痛的地方（图 13-2）。其他常见的局部病理点区域对摩擦有反应的可能是臀中肌肌腱或滑囊（图 13-3），通过臀中肌外展抗阻做测试。肩锁关节在被动肩关节外展至 90°～180°时或水平内收时常有疼痛。治疗就直接在肩锁关节韧带上进行（图 13-4）。通常的疼痛源来自冈上肌止点（图 13-5），通过特殊的测试让患者肩膀外展 90°，在前外侧平面之间，拇指向上（图 13-6）。所有的肌腱止点、肌腱区和肌腹都可以根据病理原因进行治疗。

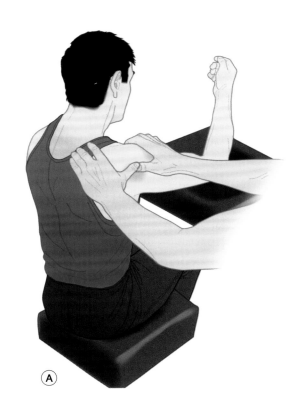

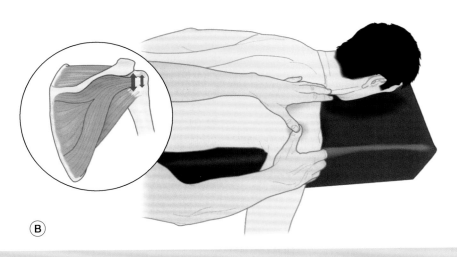

图 13-1　对冈下肌止点或少量组织覆盖的肌腱体的摩擦的理想姿势是（A）：患者坐位肩屈 90°，内收 10°，和外旋 20°。（B）：这个姿势可以通过放松三角肌来更好地渗透到被治疗的部位

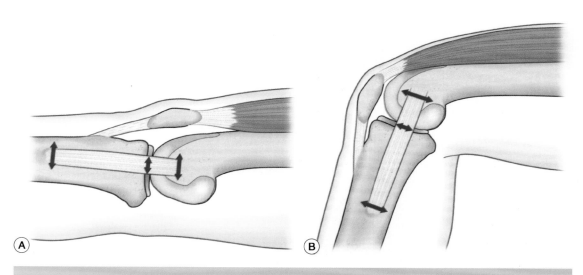

图 13-2 内侧副韧带。在允许的最大伸展(A)和屈曲(B)时,这种韧带的扭伤会在最柔软的部位产生摩擦

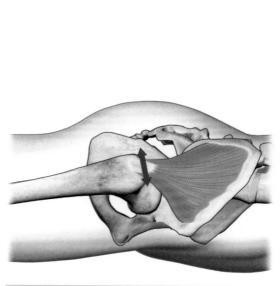

图 13-3 臀中肌在大转子侧面的止点。这是治疗慢性大转子滑囊炎或肌腱病的区域

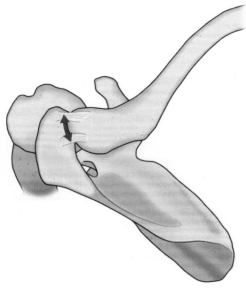

图 13-4 肩锁韧带(俯视图)。用示指沿着关节线进行摩擦。肩锁关节的角度是可变的

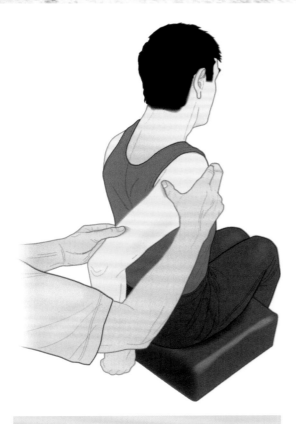

图 13-5 冈上肌。让冈上肌止点最大限度外露的方式是让患者的肩膀置于最大过伸位，内收和内旋。触诊应包括肱骨头下前和前外侧区域，包括肱骨大结节处

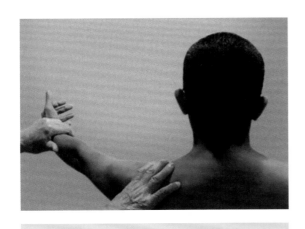

图 13-6 冈上肌测试。患者肩膀外展至90°，在前侧和外侧平面之间，同时拇指向上

病例报告

历史信息

49 岁的行政领导，每周打两次网球，主诉为左肩疼痛两月。他是右利手。患者说他左侧肩部疼痛几乎是持续的，尤其是当外展到 90° 时。他说他 5 年前因右肩冈上肌全层撕裂而接受了手术。他的右肩不痛了。他还有间歇性颈椎疼痛 10 年。之前没有关节的崴伤或上下肢及躯干的不适。磁共振显示左侧冈上肌肌腱止点和肩锁关节关节炎。

临床推理

评估颈部（cl），双侧肩部（因为左肩可能弥补右肩术后遗留下来的被破坏的筋膜），和肩胛骨区域。

动作判定

在 FM 中，1~3 颗星用来描述疼痛，关节活动度受限或无力。该患者的动作判定的结果：左侧肩胛平面（水平面）内收对抗疼痛（***），冠状面左侧肱骨 120° 内收抗阻测试（**）。疼痛弧表现为在所有平面内主动或被动左侧肩部外展 80°~120° 均有疼痛。疼痛弧无论是在矢状面、冠状面或肩胛面（水平面）上手臂主动或被动抬高，在 60°~80° 之间是没有疼痛的，从 80° 一直痛到 120° 进而又回到无痛。这个测试表现为肩峰下夹挤症。被动肩外展至 90°~180°，肩锁关节会痛（**）。颈部（cl）右侧屈受限。右肩关节活动度正常无痛，抗阻和被动测试均正常。

触诊判定

左侧，找到了致密化和疼痛的点（CC 点），详见表 13-1。

表 13-1 触诊点（PaVe）				
la-hu lt	me-hu lt	la-sc lt	me-sc lt	la-cl bi

病理点：冈上肌囊止点及肩锁韧带（图 13-4）。

治疗

第 1 次到访

在表 13-1 中罗列的点均接受了 FM

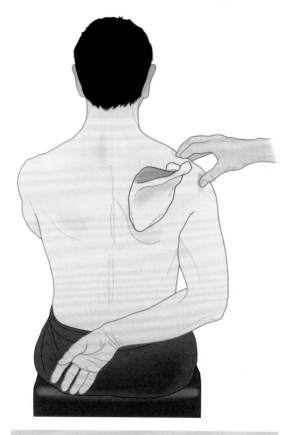

图 13-7 冈上肌的治疗部位。冈上肌肌腱止点的俯视图，位于肩峰前下方，就在肱骨大结节的近端

的治疗。冈上肌测试改善从（＊＊＊）到（＋）。肱骨外展至 120°改善从（＊＊）到（＋），疼痛改善从（＊＊）到（＋）。肩锁关节外展测试仍相同（＊＊）。注意：在 FM 当中，加号用于表示有进步。

第 2 次到访

一周后，一些 FM 中冠状面的点被重新治疗了，包含左侧 la-di，和双侧颈部的点。所有测试均到了（＋＋＋）除了冈上肌（＋）和肩锁韧带（＊＊）测试。肩锁韧带在触诊时仍然疼痛。仅有肩锁韧带病理点（图 13-4）和冈上肌肌腱止点（图 13-7）在第 3 次和第 4 次到访中进行治疗。患者治疗四次后出院（＋＋＋）。

结论

根据多年来的其他徒手医学方法推测，组织的病理部位可能需要治疗。加入病理点的治疗可提高 FM 治疗效果。

临床推理二

re-me 对角链（从骶骨一直到颈部区域）代表了既是功能又是病理的通路，应该被评估，并且可能对治疗背痛有作用，即便在 FM 测试当中，并不认为它是最主要的组织改变。

另一个假设推断，脊柱疼痛可能存在一个病理区域，即位于 re-me 对角链旁的多裂肌。有证据表明，这块肌肉与大多数背部疼痛问题直接相关,在脊柱疼痛的 FM 评估中绝不能忽视它。假设由于 re-me 对角链覆盖了多裂肌序列,关于这条链的 FM 评估方法需要改变一下。无论哪一个肌筋膜单元,包括对角链和螺旋链,可能出现在原发性背部疼痛中,均应评估和治疗 re-me 对角链。

从解剖角度来说,多裂肌是由浅层和深层纤维构成的。浅层纤维最多有五簇,由每节腰椎的棘突和椎板上升,沿着尾端外侧的下三节或更多节横突下降(Macintosh et al,1986)。在腰区域,浅层纤维连接着髂骨和骶骨。深层纤维从椎弓板下缘附着并嵌入乳头突和小关节囊。在腰部或颈部没有回旋肌,这使得多裂肌纤维在这两个区域都是最深的。

浅层纤维离腰椎旋转中心较远,有一个用于腰椎伸展和控制腰椎前凸的力臂。深层纤维由于靠近腰椎旋转中心,作用于整个脊柱活动范围(Moseley et al,2002)。浅层多裂肌有助于控制脊柱方向。深层纤维被认为在各个方向上都是活跃的,以调节脊柱的压力来控制椎间剪切力和旋转力。深层纤维在各个层面稳定椎体关节,控制节间运动。它们提供了刚度和稳定性,使每个椎体更有效地工作,并减少了由于正常活动而引起的关节结构退化(Moseley et al,2002)(图 13-8)。

来自 FM 的观点

- 基于多裂肌的作用,双侧背后伸,向身体同侧单边侧弯,向对侧旋转,针对这个肌筋膜对角链的治疗可以缓解这些动作所带来的疼痛。根据 L

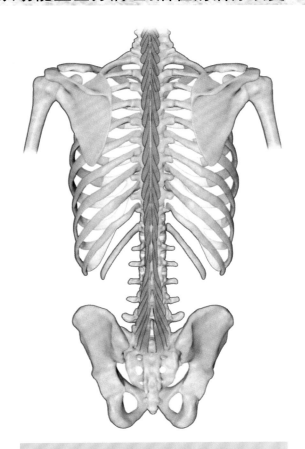

图 13-8　多裂肌的图示

Stecco 和 A Stecco(2017)所说,任何椎旁肌肉的不同步活动都会引起椎关节突间的摩擦或冲突,因为这些肌肉都含有作用于这三个空间平面的纤维:如果在椎旁两侧的纤维被激活,它们是伸展肌群;如果单侧纤维被激活,那么它们是外侧屈肌;如果斜向纤维被激活,它们是外旋肌群。每一组纤维与筋膜的不同部分相连。腰椎筋膜中这些区域的致密化会导致肌纤维之间的不协调,从而导致关节冲突。

- 颈部多裂肌有肌梭,这些肌梭主要集中在椎板附近(Boyd-Clark et al,

2002）。

- 仅仅只有多裂肌肌腹和棘突间有自己清晰界定的筋膜区隔,而剩余的竖脊肌融合在一起(Stecco C, 2015）。

- 与对照组相比,下腰痛的患者缺乏了本体感觉(Danneels et al, 2002）。

- 鉴于处于中立位置下,头部是轻微向前弯曲的,多裂肌内的肌梭组织对于对抗重力就显得很重要,否则会不断地使多裂肌变得更长(Danneels et al, 2002）。

- 与健康的受试者相比,慢性腰痛在协调运动中显现出明显的多裂肌活动的减少,这表明长期以来,腰痛患者为了保持脊柱的中立位而自愿降低募集多裂肌的能力(Danneels et al, 2002）。

来自病理点的观点

- 与通过产生椎间压力来控制椎间剪切力和张力的深层多裂肌相比,躯干肌肉的能力是有限的。这种减轻椎间盘压力的能力使我们的体重更好地分布在脊柱上。所有躯干肌肉的肌电图活动在上肢或下肢运动开始之前就开始了(Moseley et al, 2002）。

- 多裂肌的退化,包括体积的缩小,脂肪覆盖率的增加,以及双侧肌肉不对称,与退行性腰椎椎管狭窄症有关(Hodges et al, 2015）。

- 多裂肌会在背部受伤之后发生改变,其特征是肌肉、脂肪和结缔组织结构性的变化(Hodges et al, 2015）。

- 有一项研究旨在研究下背部的肌肉僵硬(通过使用超声横波)和腰背肌的肌肉质量,以及中青年的医学工作者的脊柱排列,发现下背部疼痛和腰椎多裂肌肌肉的僵硬有关系(Masaki et al, 2017）。

- 外科术前磁共振显示腰椎多裂肌的横截面的萎缩,能够可靠地预测腰椎减压手术后较差的术后效果。

临床推理二的讨论

re-me 的触诊通常在患者俯卧时进行,但是也可以在患者侧/斜卧的姿势进行治疗(图 13-9）。

触诊通常发现结节状的疼痛感,特别是深层纤维嵌入乳头突和小关节

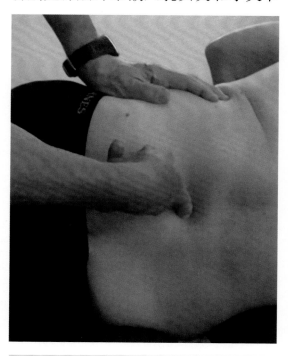

图 13-9 re-me 线的触诊,患者应位于侧卧/斜卧的姿势

囊的部位。病理因素和功能因素比较后表明疼痛部位与致密化一样重要。触诊发现柔软或者有凹陷表明可能有萎缩的多裂肌需要训练。在下腰椎区域，由于存在深层脂肪组织，需要更深的触诊。大多数局部慢性脊椎疼痛的部位，例如胸椎区域，即使没有颈部或腰部的历史信息，也需要在 re-me 的近端和远端进行评估和治疗。常见的主诉是位于治疗部位的局部疼痛，例如特定的 re-me-lu（腰部），胸部，或颈部区域。由于这些部位被认为有病理点也有功能点，任何一个疼痛的 re-me 点都可能需要被治疗。有一些点可能需要超过 5～10min 的治疗。这表示，在这条肌筋膜对角链上，释放了近端点的压力并不能够使远端点的压力也被释放，反之亦然。

Kader 等（2002）发现腰部多裂肌的萎缩对腿痛的影响。然而，肌肉萎缩与神经根病变症状、神经根受压、髓核突出、椎间盘退变的关系没有明显的统计学意义。他们表示，也许这能解释在没有其他磁共振异常的情况下的放射性腿痛。

结论

多裂肌的特殊功能和病理以及他们和背痛的关系，使得 re-me 这条肌筋膜对角链不同于其他肌筋膜对角链或序列。无论其他主要的序列链情况如何，对于局部和放射性的脊柱疼痛，任何时候都应该考虑 re-me。

参考文献

Abate M, Silbernagel KG, Siljeholm C, Di Iorio A, De Amicis D, Salini V, Werner S and Paganelli R (2009) Pathogenesis of tendinopathies: Inflammation or degeneration? Arthritis Research and Therapy 11 (3) 235.

Boyd-Clark LC, Briggs CA and Galea MP (2002) Muscle spindle distribution, morphology, and density in longus colli and multifidus muscles of the cervical spine. Spine 27 (7) 694–701.

Danneels LA, Coorevits PL, Cools AM, Vanderstraeten GG, Cambier DC, Witvrouw EE and De CH (2002) Differences in electromyographic activity in the multifidus muscle and the iliocostalis lumborum between healthy subjects and patients with sub-acute and chronic low back pain. European Spine Journal 11 (1) 13–19.

Fede C, Albertin G, Petrelli L, Sfriso MM, Biz C, De Caro R and Stecco C (2016) Expression of the endocannabinoid receptors in human fascial tissue. European Journal of Histochemistry 60 (2) 2643.

Hammer WI (1991) Functional soft tissue examination and treatment by manual methods. Gaithersburg, MD: Aspen Publishers.

Hodges PW, James G, Blomster L, Hall L, Schmid A, Shu C, Little C and Melrose J (2015) Multifidus muscle changes after back injury are characterized by structural remodeling of muscle, adipose and connective tissue, but not muscle atrophy: Molecular and morphological evidence. Spine 40 (14) 1057–1071.

Kader DF, Wardlaw D and Smith FW (2000) Correlation between the MRI changes in the lumbar multifidus muscles and leg pain. Clinical Radiology 55 (2) 145–149.

Loghmani MT and Warden SJ (2009) Instrument-assisted cross fiber massage accelerates knee ligament healing. Journal of Orthopaedic and Sports Physical Therapy 37 (7) 506–514.

Lundon K (2007) The effect of mechanical load on soft connective tissues, in WI Hammer (ed) Functional soft-tissue examination and treatment by manual methods, 3rd edn. Sudbury, MA: Jones and Bartlett, pp 33–161.

Macintosh JE, Valencia F, Bogduk N and Munro RR (1986) The morphology of the human lumbar multifidus. Clinical Biomechanics (Bristol, Avon) 1 (4) 196–204.

Masaki M, Aoyama T, Murakami T, Yanase K, Ji X, Tateuchi H and Ichihashi N (2017) Association of low back pain with muscle stiffness and muscle mass of the lumbar back muscles, and sagittal spinal alignment in young and middle-aged medical workers. Clinical Biomechanics (Bristol, Avon) 49 128–133.

Moseley GL, Hodges PW and Gandevia SC (2002) Deep and superficial fibers of the lumbar multifidus muscle are differentially active during voluntary arm movement. Spine 27 (2) E29–E36.

Ombregt L, Bisschop P and Veer HJ (2003) A system of orthopedic medicine, 2nd edn. Philadelphia: Churchill Livingstone.

Pavan PG, Stecco A, Stern R and Stecco C (2014) Painful connections: Densification versus fibrosis of fascia. Current Pain and Headache Reports 18 (8) 441.

Stecco C (2015) Functional atlas of the human fascial system. Edinburgh: Churchill Livingstone, Elsevier.

Stecco L and Stecco A (2016) Fascial manipulation for internal dysfunctions: Practical part. Padua: Piccin.

Stecco L and Stecco A (2017) Fascial manipulation for musculoskeletal pain: Theoretical part, 2nd edn. Padua: Piccin.

Zotti MGT, Boas FV, Clifton T, Picche M, Yoon WW and Freeman BJC (2017) Does pre-operative magnetic resonance imaging of the lumbar multifidus muscle predict clinical outcomes following spinal decompression for symptomatic spinal stenosis? European Spine Journal 26 (10) 2589–2597.

长期颈痛患者三次治疗后的姿势变化

Lorenzo Copetti，意大利

14

编者评论

本章不是单一病例报告，而是一项关于 Stecco 筋膜手法在因慢性颈部疼痛（CNP）导致的可测量的姿势改变的临床随机试验研究。尤其是，这位作者有超过 20 年的筋膜手法经验，运用计算机辅助动态姿势描记平台测量了 12 位慢性颈痛的女性三次治疗前后的姿势改变，并用了 3 个月时间跟进。这个研究讨论了这项手法技术是如何通过恢复全身的正常筋膜张力，大概率提升外周本体感觉输入，久而久之强化姿势稳定性和控制能力。根据每个患者的病史和伴随症状，治疗包括运用了筋膜手法治疗内部功能障碍（fascial manipulation for internal dysfunctions，FMID）的方法和肌肉骨骼功能障碍的方法。本章讲述了 FM 是如何影响那些能够被详细测量的特殊参数。由于涉及的患者数量较多，在每位患者的每次治疗中所包含的治疗点没有在这里列出。

作者背景

自从 1981 年毕业于意大利乌迪内大学（University of Udine）物理治疗师专业以来，我一直在私人诊所工作，主要治疗肌肉骨骼病例，最近还包括了一些内部功能障碍病例。多年来，我研究和应用的方法包括 Bricot 的姿势学，Cyriax 的深度横向按摩、整骨技术，以及 Souchard 的全面姿势再教育和 Barral 的内脏手法。1992—2016 年，我在一所最初为物理治疗师开设的地方学校教授徒手治疗课程，并在后来成为乌迪内大学物理治疗学位课程的一部分。

Stecco 筋膜手法的经验

1997 年我第一次开始学习筋膜手法（fascial manipulation，FM），那是由 L Stecco 先生在意大利教授的第一期课程之一。在那以前，我一直在寻找比我所学过的技术拥有更长久的治疗效果的技术。在那时，从业 16 年的我注意到，即便我有许多成功的实践并帮助了大量的患者得到一些缓解，但总能看到一些人一次次的回来复查，既有症状相同的也有不同的，但总是明显地和当前的问题相关。

一开始，我并不容易接受 L Stecco 先生提出的新概念。我之前的工作或多或少地针对症状进行局部治疗，很难接受问题的根源可能来自身体的另一个部位，而且通常还离症状很远。通过结合了 Shizuto Masunaga（一位日本的心理学家和日式按摩大师，提出了经典经络的新解释）的深度按摩（Masunaga

& Ohashi,1977),我才对身体远端区域有了一些了解并引入我个人的治疗技术组合当中。然而,大多数时间我还是治疗拮抗肌来解决原动肌的问题。

随着时间的推移,我认识到了 L Stecco 先生的建议。他的建议在不断地改进,也代表了我正在寻找的答案,为整个筋膜-骨骼系统提供了持久的效果。尽管 FM 最初看起来很简单——在一个固定模式中处理一些筋膜点——但是需要解释每个人并理解他们独特的代偿模式,这使得它比最初看起来更加困难。尽管如此,我运用 L Stecco 先生建议的能力越来越强,再加上他几乎每个月的更新和支持该方法的基本原则和科学证据,所有这些都有助于取得更好和更持久的效果。虽然我从 1998 年起就已经是 FM 的认证教师,但我仍然每天都在研究肌筋膜系统。

在刚开始练习该方法的 3~4 年中,我的怀疑和好奇促使我将这些方法与我更熟悉的其他技术结合起来。特别是我使用 Bricot(1999)的基于姿势学的姿势分析和各种形式的骨科分析来评估 FM 治疗前后的患者,我经常加入快速手法来完成以 FM 开始的工作。然而,随着我越来越能识别筋膜结构中相关的致密化,我就越来越不需要使用其他技术来完成治疗。

虽然我现在认识到 FM 可能不是解决每个患者所提出的问题的唯一方法,但它肯定是我临床推理的一个支柱,我经常使用 FM 评估作为我最初筛选过程的一部分。我的经验表明,平衡筋膜系统并使之有效运转是其他方法的必要基础,如本体感受再教育、肌肉强化和运动模式再训练,甚至疼痛管理。根据患者的个别情况,可能不同程度地需要所有这些方法。

病例报告

10 位长期颈痛患者三次筋膜手法治疗后的姿势变化。

简介

自从我开始学习物理治疗以来,人类保持姿势平衡的能力一直是让我着迷的话题。我要感谢我的一位老师,Francesco Mariotto 教授。这位教授对于保持姿势、康复是如何改善姿势控制的、尤其是对脊柱侧弯患者的好奇,不断激励鼓舞着我。当我在 20 世纪 70 年代开始研究姿势时,似乎可以肯定的是中枢神经系统(CNS)及小脑和脑干的网状结构完全负责姿势控制。

不过,有信息表明,如肌肉和肌腱中的受体这些周围结构,也可能在姿势平衡控制中发挥着重要作用。不用说,当时还没有人提到筋膜,筋膜组织甚至是结缔组织在体位平衡反馈机制中有潜在的作用。

我在大学的兼职教学工作还包括在物理治疗学位课程的最后一年与学生们合作,指导他们,监督他们的学位论文。多年以来,我指导了一些关于 FM 治疗腕管综合征(2000)、成人偏瘫中的肩关节疼痛(2004)、纤维肌痛症

（2013），膀胱功能亢进（2013），以及利用表面肌电图、等速仪、超声、弹性成像等一起测量 FM 治疗后的变化的相关论文（2007，2009，2015）。

鉴于我对体位平衡和控制的热情，当一名学生在他物理治疗学位论文中提出要研究 FM 对慢性颈痛患者体位平衡的可能影响时，我欣然接受了。特别是，该研究利用了计算机辅助动态姿势描记平台对治疗后直立姿势的变化进行了评估，从而可以准确记录姿势平衡的微小变化。

早在 1990 年，Gagey 和 Weber 还有 Bricot 就已经证明了保持直立姿势涉及冠状面和矢状面连续的震荡。但是，Gagey 和 Weber 认为，由于这些振荡的振幅不足以刺激小脑或前庭器官，所以必须有另一种机制参与体位平衡的定位和校正。对筋膜神经支配的最新研究，以及对筋膜系统结构本身复杂性的进一步理解，表明深层肌肉可能具有本体感受性，这或重现了 Garey 对于这种机制的假设。实际上，筋膜将富含本体感受器及肌梭的深层颈部肌肉与能够提供感官信息精确处理的眼睛及其迷路连接在一起，以调节头部的位置和平衡。Grgić（2006）表明，在颈椎椎间关节的机械性感受器，如颈部深层筋膜、韧带、肌肉、和肌梭位于颈椎的深层短肌，形成一个所谓的本体感受系统。然而，有一些作者（Yahia et al，2009）将慢性颈部疼痛（CNP）中颈部受损的本体感受器和颈部活动受限与颈部本体感受输入和前庭输入的大量解剖关系相联系。还有，患有慢性颈部疼痛的患者

与没有颈痛的 B 组相比，有颈痛的患者有着明显的颈部筋膜增厚（Stecco A et al，2014a）。特别是，疏松结缔组织的厚度大于纤维亚层，这可能与筋膜内机械感受器的动态反应变化和僵硬的本体感受相关联，从而造成疼痛和本体感受的改变。

一旦获得了所需的姿势或位置，它就会通过肌肉的收缩来维持，以应对任何最小的平衡或平衡丧失。为响应肌梭的瞬间拉长，这些肌肉通过脊髓回路被激活。

L Stecco（2004）强调了一个事实，关于肌梭是嵌在肌外膜当中的。为了使肌梭能够有最好的运作方式，筋膜必须在功能和结构上是完整的。此外，他认为，直接嵌入筋膜的肌纤维（每块肌肉中有 35%～40% 的肌纤维）有助于维持一个感觉网络，就连微小的长度改变都能感受得到。据 A Stecco 等（2014b）所说，任何肌筋膜内的改变都会潜在地影响肌梭功能，与维持姿势相关的中枢神经也随之发生改变。然而，姿势本身的改变会被认为是"正常的"，导致肌肉活动的不平衡，久而久之会产生各种各样的症状。

不同的作者报道了关于挥鞭样损伤导致的颈痛患者在肌肉募集时姿势的摇摆和不稳，强调了在挥鞭样损伤相关紊乱的患者中存在被干扰的感受反馈模式。有趣的是，来自 Silva 和 Cruz 的系统回顾（2013）指出特发性颈痛患者和挥鞭样相关问题的患者的平衡能力都比健康 B 组要差。

临床推理

据推测,FM 手法治疗的目的是恢复筋膜的平衡。在患有慢性颈部疼痛和挥鞭样相关紊乱的患者中应用,可能会影响这些受试者的姿势控制。由于筋膜可能已经发生长时间的改变,也可能在颈部区域节段外,治疗后并不一定立即出现体位变化,但最终本体感受的变化需要一段时间才能整合到运动控制中。通过恢复筋膜系统内的张力平衡,预期的疼痛减轻和随后活动范围的增加,有助于进一步改善姿势控制。

辨证论治

18 位女性受试者,有至少 3 个月以上的慢性颈部疼痛问题,在意大利乌迪内的 Gervasutta 医院康复医学部,从等待接受物理治疗的患者名单中招募了包括挥鞭样相关疾病后遗症的患者,随机分配了研究组 A 组 12 名受试者(平均 39.75 岁,DS 8.2),和对照组 B 组 6 名受试者(平均 32.5 岁,DS 4.23)。

入选标准

- 年龄在 18~50 岁之间
- 颈部节段有明显的活动范围受限
- 至少 3 个月颈部疼痛,包括挥鞭样相关疾病

排除标准

- 正在接受其他物理治疗或者药物治疗,可能潜在影响 FM 的治疗效果
- 伴随病理问题,例如神经系统问题,风湿免疫学疾病
- 颈椎骨折史
- 有明显的颈椎关节骨刺

A 组接受了三周的 FM 治疗,共经历 21 天。A 组里面的每一个人会在每次治疗前后都进行评估,3 个月后他们进行治疗的总结(T7)(表 14-1)。B 组没有接受治疗,但是她们在第 1 次评估 3 个月后(T7)进行第 2 次评估(T1)。

表 14-1　A 组的治疗方案总结

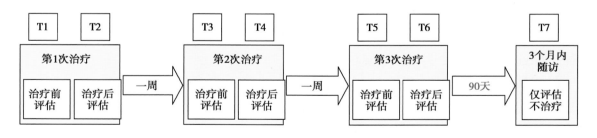

评估

在刚开始时,所有患者都接受以下评估:

1. 在可视分析量表上进行疼痛测评。

2. 颈部的关节活动范围(ROM)利用 Bioval 系统(由 RM Ingénierie 创作)。Bioval 由软件和一系列惯性无线

传感器组成,这些传感器位于一个或多个附在人体上的运动控制器中,以便在不限制运动自由度的情况下测量人体在三个空间平面上的运动。在每一个运动控制器里面的传感器以每秒30次的速度将数据传输到计算机,然后将数据转换成笛卡儿坐标系。六个主动的颈部节段运动,包括屈曲、伸展、向左/向右侧屈和向左向右旋转,都通过Bioval传感器对所有患者进行评估,传感器位于冠状面上,第五胸椎棘突和耳朵前方脸部侧面。这些动作测试,患者都采用坐位,有靠背支撑,膝关节和髋关节都屈曲90°,足部平放地面,双手自然放于大腿上。

3. 位于直立姿势时的姿势摇摆。这是由计算机辅助动态姿势描记平台(CDPP)进行的测量。用的设备是Pedoscan(Diers医药系统公司)(图14-1,表14-2),当人站立时,它捕捉并显示人脚上的压力分布。高达300Hz的高频测量技术能够准确记录身体的快速移动和负载变化。测量压力中心的总偏移量,是沿着矢状面和冠状面进行的。压力中心是物体质心的运动轨迹和在支撑面上施加的用以控制物体质量加速度的力矩之和。换句话说,压力中心是支撑面上所有力分配的中心。该仪器测量的指标是距离(厘米),压力中心在测量时间内为保持姿势发生变化(30s),越少厘米数表明越稳定。该CDPP仪器通过USB数据线与计算机相连,使用DICAM 2.1.0版本程序进行数据分析。

表14-2 技术数据表:Pedoscan(Diers)	
Pedoscan(Diers)技术数据表	
感受器数量/个	4096
感受器表面尺寸	480mm×320mm
单个感受器表面尺寸	7mm×5mm
敏感性	0.27~127N/cm²

为了在整个评估过程中保持定位的一致性,平台上都有标记(图14-2、图

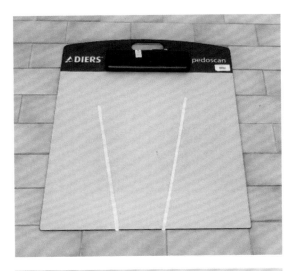

图14-1 计算机辅助动态姿势描记平台测量:Pedoscan(Diers)

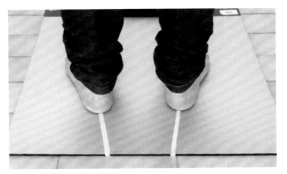

图14-2 位于标记线上的足部的位置,后侧观

14-3）。实验对象都是赤脚的，他们被要求保持闭眼站立姿势30秒。

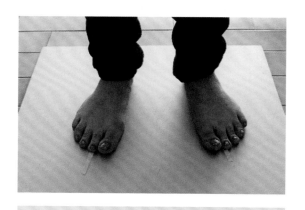

图14-3 位于标记线上足部的位置，前面观

计算机辅助动态姿势描记平台（CDPP）在A组的每次治疗前（T1、T3、T5）和治疗后（T2、T4、T6）进行测量，在治疗结束后进行三个月的跟进评估（T7）。B组只在T1和T7进行评估。通过CDPP执行的评估结果并没有让患者知道（图14-4）。所有测量均由

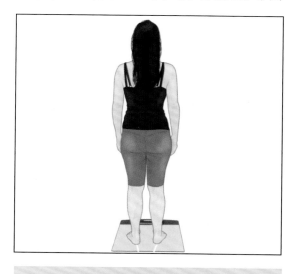

图14-4 位于测试平台上直立姿势的全面观

G. Z. 完成。

FM 治疗

A组的12位患者最初都由L. C. 按照FM的步骤进行评估，包括了深度采集患者病史，特别强调了以前的创伤和/或任何内部功能障碍。根据每个人的病史，选择除了颈部之外的其他节段进行动作判定。在治疗后的评估中标注出动作的改变。

对选定的节段进行对比触诊判定（PaVe）是为了验证那些筋膜结构的改变，FM治疗以周为单位，进行了三次。

结果

试验组（A组）

疼痛视觉模拟评分（VAS）：治疗后当下（在T2/T4/T6）平均减少了60.2%（VAS 2.1分）。

三个月的跟进：平均减少了52.1%（VAS 2.0分）。

计算机辅助动态姿势描记平台（CDPP）：CDPP解释压力中心的变化，压力中心（COP）总偏移量（矢状面和冠状面姿态摇摆量）的减少表示改善，而若增加则被认为是姿态控制的恶化。

治疗后当下（T2/T4/T6处测量的平均值）：58.3%的评价结果表明，COP值平均降低了4.3%（9.6cm）；41.7%的评价结果表明，COP值平均增加了5.5%（11.2cm）；意味着T2与T6之间的COP值平均降低了0.2%（0.9cm）（图14-5）。

注：A组两例患者接受的T6-T7治疗均不在本项目范围内，因此排除在跟

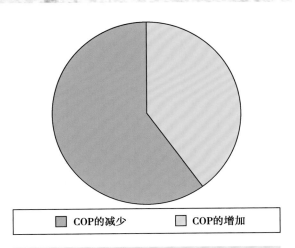

图 14-5 A 组在 T2/T4/T6 时(每次治疗后当下)的压力中心(COP)测量平均值:41.7%的患者 COP 平均值升高,58.3%的患者 COP 平均值降低

进数据之外。随访跟进三个月(T7):A组所有受试者的 COP 平均下降了 11%(24.3cm)。尤其是 80%COP 平均下降了 14.7%(32.3cm),20%COP 平均增加了 3.6%(7.6cm)(图 14-6)。

主动关节活动度:治疗后即刻(T2/

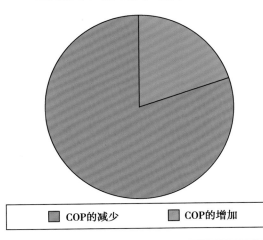

图 14-6 A 组在 T7 时的结果(随访跟进3 个月):A 组患者 8/10(80%)压力中心(COP)降低

T4/T6)平均增加了 8.7% 的关节活动度。

随访跟进 3 个月:T1-T7 主动关节活动度平均增加了 23.7%。

对照组(B 组)

CDPP:在 T1 和 T7 之间平均增加4.8%(9.5cm)(图 14-7)。

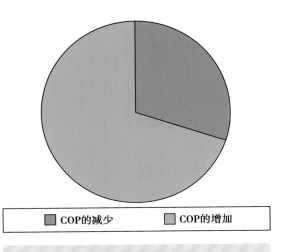

图 14-7 B 组在 T7 时的结果(3 个月随访跟进):B 组中有 66.7%的患者压力中心(COP)升高,有 33.3%的患者压力中心降低

主动关节活动度:在 T1 和 T7 之间平均增加了 3.2%(图 14-8)。

讨论

所有的受试者在此研究中都为女性。这并不是一个入选标准,而仅仅是反映了从 Gervasutta 医院康复医学科看到的患者的性别;然而,它符合受试群体的同质性。

L Stecco 和 C Stecco(2009)强调了关于分析之前筋膜和张力代偿的重要

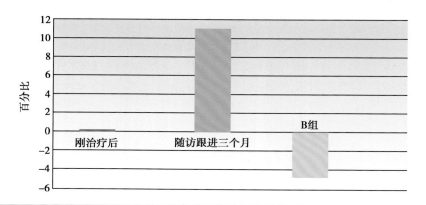

图 14-8 这张图对比了 A 组(紫色)和 B 组(黄色)在 T1(治疗开始时)和 T7(3 个月随访)的压力中心变化

性,因为他们可能潜在影响姿势的维持。关于 FM 评估的具体内容,受试者反馈了各种之前的创伤,但在严重程度上并不具有可比性。每个患者的病史都是独一无二的,这在临床实践中很常见。在某些情况下,障碍的起源与以前的挥鞭样相关疾病有关;在某些情况下,这显然与不适应的工作岗位有关;而另一部分患者则出现了先天发作情况。不过,大部分情况下都有一定程度的既往创伤史,并产生了部分代偿。

在 FM 的评估过程中,选择与动作和触诊判定相关的节段总是靠患者独一无二的病史来决定的。一些受试者同时有几种内部疾病,如痛经、胃炎、结肠炎、心动过速、哮喘和惊恐发作。在两个病例中,这些症状显然与创伤事件无关,而在 3 个月的随访中评估的 10 个病例中,有 8 个病例的症状是在既往创伤后出现的,这意味着可能存在躯体到内脏张力的代偿。根据每个患者的病史和伴随症状,治疗包括使用 FMID 的方法和肌骨功能障碍的方法。

在分析计算机辅助动态姿势描记平台的结果之前,将简要考虑 A 组的 VAS 测量和颈部运动的结果。在 3 个月的随访中,每次治疗后 VAS(60%)的疼痛平均缓解率(52%)基本保持不变。

在每次治疗后,患者的关节活动范围(ROM)都有可喜的变化(总体为 8.7%),但在三个月的随访中,这一改善有所增加(23.7%)。

当下立刻减少临床疼痛可以使患者更快地恢复正常活动,从而对整个活动度有长期的好处。另一项小型临床试验(Picelli et al,2011)也记录了颈部屈曲的活动度在统计学上显著改善的类似结果,该临床试验涉及 FM 在颈椎挥鞭样相关疾病的三种应用。然而,活动度的这些结果是在 2 周的随访中测量的,在我们的研究中,3 个月后活动度有更大的改善。

有趣的是,根据计算机辅助动态姿势描记平台中得出的结果,在试验组最初并没有显示出明显的临床改善;然而,三个月的长期结果更为乐观。治疗后当下的效果是最小的,也可能是已被治疗过的不同节段的筋膜经过了合理的刺激。这个结果是可预测的,因为如果肌纤维和他们所相关的筋膜仍处于长期的紊乱状态,那么即使恢复了筋膜单元的正常功能也并不能立即恢复这些结构的力量和耐力。可以预见的是,在减轻疼痛的框架内整合本体感受的变化,并假设改善本体感受输入可以加速疼痛的恢复,这种恢复需要一定的时间。

两位受试者在 B 组当中的 3 个月跟进的压力中心摆动路径也有下降(T7),这明显落后于 A 组的变化。实际上在 T7,A 组的 COP 平均下降了11%(4.3cm),而 B 组总体平均升高4.8%(9.5cm)。(图 14-8)

前庭系统或颈部本体感受器的位置信息不准确或不完整可能导致头部位置的中枢神经系统编程出错。此外,颈部肌肉的过度紧张会增加机械感受器的活动,导致来自周围、前庭系统和其他涉及维持身体平衡的感觉系统之间神经刺激的紊乱。因此,前庭脊髓和前庭动眼的反应不足以及姿势张力反射调节障碍导致"全身不稳定"。

看到了 A 组的进步,可以解释为恢复了筋膜内正确的滑动功能,增强了本体感受信息以及在日常和运动活动中能够有正确的肌纤维功能。

结论

在慢性颈部疼痛的患者中,恢复正确的筋膜张力可以通过改善与中枢神经系统的相互作用来更好地控制姿势。在随后的研究中,增加一个功能性量表将是有用的,如简化 McGill 疼痛问卷,以便有一个关于疼痛、疼痛的质量和功能的改善,更广泛的评估。此外,鉴于其在姿势控制中的作用,中枢神经系统也可能发生改变,这表明进一步的研究可以集中在涉及姿势控制中心区域的动态磁共振上,以验证或推翻这一假设。

作者声明

非常感谢 Gianluca Zannier,我以前的学生,现在的物理治疗同事,是他发起了这项研究。

参考文献

Bricot B (1999) La riprogrammazione posturale globale. Rome: Statipro – Marrapese.

Gagey PM and Weber B (1997) Posturologia: Regolazione e perturbazioni della stazione eretta. Rome: Marrapese.

Grgić V (2006) Cervicogenic proprioceptive vertigo: Etiopathogenesis, clinical manifestations, diagnosis and therapy with special emphasis on manual therapy. LijecVjesn 128 (9–10) 288–295.

Juul-Kristensen B, Clausen B, Ris I, Jensen RV, Steffensen RF, Chreiteh SS, Jørgensen MB and Søgaard K (2013) Increased neck muscle activity and impaired balance among females with whiplash-related chronic neck pain: A cross-sectional study. Journal of Rehabilitation Medicine 45 (4) 376–384.

Masunaga S and Ohashi W (1977) Zen Shiatsu: How to harmonize yin and yang for better health. Tokyo: Japan Pubns.

Picelli A, Ledro G, Turrina A, Stecco C, Santilli V and Smania N (2011) Effects of myofascial technique in patients with subacute whiplash associated disorders: A pilot study. European Journal of Physical and Rehabilitation Medicine 47 (4) 561–568.

Ruhe A, Fejer R and Walker B (2011) Altered postural sway in patients suffering from non-specific neck pain and whiplash associated disorder: A systematic review of the literature. Chiropractic and Manual Therapies 19 (1) 13.

Silva AG and Cruz AL (2013) Standing balance in patients with whiplash-associated neck pain and idiopathic neck pain when compared with asymptomatic participants: A systematic review. Physiotherapy Theory and Practice 29 (1) 1–118.

Stecco A, Meneghini A, Stern R, Stecco C and Imamura I (2014a) Ultrasonography in myofascial neck pain: Randomized clinical trial for diagnosis and follow up. Surgical and Radiologic Anatomy 36 (3) 243–253.

Stecco A, Stecco C and Raghavan P (2014b) Peripheral mechanisms contributing to

spasticity and implications for treatment. Current Physical Medicine and Rehabilitation Reports 2 (2) 121–7. doi: 10.1007/s40141-014-0052-3.

Stecco C (2015) Functional atlas of the human fascial system. Edinburgh: Churchill Livingstone.

Stecco C, Gagey O, Belloni A, Pozzuoli A, Porzionato A, Macchi V, Aldegheri R, De Caro R and Delmas V (2007) Anatomy of the deep fascia of the upper limb. Second part: Study of innervation. Morphologie 91 (292) 38–43.

Stecco L (2004) Fascial manipulation for

musculoskeletal pain. Padua: Piccin.

Stecco L and Stecco C (2009) Fascial manipulation: Practical part. Padua: Piccin.

Tesarz J, Hoheisel U, Wiedenhöfer B and Mense S (2011) Sensory innervation of the thoracolumbar fascia in rats and humans. Neuroscience 194 302–308.

Yahia A, Ghroubi S, Jribi S, Mâlla J, Baklouti S, Ghorbel A and Elleuch MH (2009). Chronic neck pain and vertigo: Is a true balance disorder present? Annals of Physical and Rehabilitation Medicine 52 (7–8) 556–567.

对神经儿科患者的治疗

Nita Tolvanen，芬兰

编者评论

　　身边很多同事都问我 Stecco 筋膜手法（fascial manipulation-Stecco method）是否能治疗儿童，尤其是神经疾病方面的案例。在研究这个方法之前，本章的作者在儿科神经疾病物理治疗有丰富的经验。她专心研究这个方法，并将其整合到她的儿科神经疾病工作中，这个方法代表了开创性的临床观察，有助于开发专门针对儿科的课程。总的来说，本章为希望将此方法应用于该领域的同事们提供了有价值的见解。作者分享了她关于这个方法作用于灵活性、原动肌/拮抗肌的协调、本体感受和运动质量方面的观察结果。她还讨论了 FM 如何用于治疗疼痛以及她是如何在这些年轻患者中应用肌腱疼痛技术的策略。本章报告的病例是治疗一个 6 岁左右偏瘫女孩。作者强调，FM 在她的实践中主要作为一种主动运动训练的准备手段。

作者背景

　　作为一名神经发育治疗（NDT/Bobath）的物理治疗师，我拥有超过 25 年的儿科神经疾病物理治疗经验，目前在一家私人的、涉及多门学科的中心执业（Terapiakeskus Terapeija），该中心专门为有特殊需求的儿童和成人提供治疗。我的病例范围从新生儿到青少年，其中一些是严重残疾的。我也研究不同类型的儿童、成人和年轻运动员的运动障碍。我对儿童运动控制和发展的方法有着广泛的兴趣，我参加了许多儿童神经学、骨科、运动损伤和年轻运动员功能训练的课程。根据孩子和他们家庭的需要，我将几种不同的方法融入我的实践中，以促进最佳的活动功能。除了 NDT/Bobath 方法，我还使用了肌内效贴方法、功能训练、弹振、关节松动以及感觉准备。

Stecco 筋膜手法的经验

　　在完成筋膜手法所有三个阶段的训练后，我发现这种方法与我之前应用的方法并不矛盾。FM 解释了一些问题，比如僵硬会延伸至肌肉止点，这些是我之前的解剖学习所不能够解释的。它也为疼痛的起源和分布提供了新的、合理的解释。我从 2013 年开始使用 FM 治疗儿科神经疾病患者，特别是作为一种运动前的准备和治疗疼痛的方法。

　　最初，对这些患者实施 FM 治疗最难的是评估。大多数我的患者，除了一些青少年，都不能很好地描述他们的感受并且他们不一定有任何先前或伴随的疼痛。他们也不能进行标准化的 FM 动作判定——这种动作判定需要有选择性的运动和控制,这些孩子们无论现在还是未来都没法完成。因此,为了克服这一僵局,我必须发展我自己的方式来收集必要的资料。由于我的大多数患者都是在他们刚出生或者很小的时候我就认识的,从我给他们建立的病例以及我对应激的了解,可以得知他们的筋膜结构往往受到一些影响,例如在错误的运动模式上过度运动,由于缺乏运动而功能下降并进行了手术,以及矫正和佩戴辅助器具等。我在治疗前和治疗后的运动测试使用一部分需要改进的运动或表现。我作为 NDT/Bobath 治疗师的经验也帮助我分析不正确的运动模式和其可能对筋膜产生的影响。既往病史和观察指导我选择该触诊的节段。考虑到筋膜某些区域的力会聚集,我在实践中会找出哪几个参与错误动作模式的节段应该进行检查。我在治疗前后都录制了视频以供评估效果。

FM 治疗的影响

这些影响相互重叠,但他们可以被归类为以下四个方面:

灵活性

当第 1 次开始使用 FM 时,最直接地观察到的效果是在准备主动运动时获得的额外活动范围,如髋关节和膝关节的伸展和内翻。它还能够使瘢痕组织变软。通常难以拉伸的区域,例如手掌、腘窝和跟骨止点,以及一些高张的肌肉对 FM 的反应较快。这种方法对青少年尤其有效,通常引起的疼痛比拉伸要少;当然,这也是针对婴儿和幼儿的一个很好的方法。我治疗过的最年轻的 FM 患者是一个 9 个月大的女孩,她在爬行时感到疼痛,治疗后不久,她就能毫无疼痛地爬行了。

根据我的观察,以及我的患者和他们父母的观察,FM 的效果比单独拉伸持续时间要长。我假设 FM 可能通过影响肌肉/筋膜表面和筋膜内层之间的滑动,沿肌筋膜序列和在治疗平面上的两个方向产生滑动。考虑到这些组织中存在的神经支配,这种改善后的滑动也可以增强本体感受反馈。患有脑瘫的儿童在成长过程中通常会失去柔韧性,而在成长过程中反复接受 FM 治疗的神经系统问题儿童似乎较少受到运动限制,这表明在他们的治疗中加入这种方法可以减缓柔韧性的丧失。

原动肌-拮抗肌协调

FM 也影响着原动肌-拮抗肌的协调,使运动的时间更长,运动的质量更好。在神经系统问题的儿童中运用 FM,可能影响到一个节段和其延伸部分的肌筋膜序列链上的原动肌-拮抗肌协调。高张力的肌肉(以及在不正确的运动模式下活动的肌肉)通常很弱,它们的拮抗肌也是如此。张力的增加使拮抗肌受到限制和阻力,更难活动。这些不恰当的肌肉的激活方式减少了主动随意运动,因此,强化高张力肌肉的拮抗肌是很难的,所选择的运动也很难完成。FM 在准备阶段的应用有利于原动肌和拮抗肌的募集:高张力的肌肉滑动更自如,拮抗肌也更容易被激活,从而减少了高张力肌肉对其所控制运动的影响。

Stecco(Stecco L,2004;Stecco L & Stecco A,2017)提出,由于原动肌筋膜单元和拮抗肌筋膜单元之间存在着筋膜的连接,通过肌间隔和筋膜与肌肉的连接,改变了原动肌筋膜单元深层筋膜的张力,影响了拮抗肌筋膜单元的张力。A Stecco 等(2014)认为,由于结缔组织的弹性下降,导致肌梭的活性降低或增加,从而影响肌肉张力。因此,治疗高张力的肌肉时,可能会诱发由于过度拉伸产生的抑制。治疗高张力肌肉的拮抗肌反倒可以影响这些肌肉产生更高效的收缩。

本体感受和运动的质量

FM 似乎对运动质量有短期和长期的影响。直接观察到的效果是,儿童更容易学习新的动作或执行选择性动作,如选择性的踝关节背屈或膝关节伸展(与神经系统患者常见的群体性运动相反)。这可以通过在 FM 处理中使用协调中心(center of coordination,CC)和融合中心(center of fusion,CF)的组合来实现。

我还观察到 FM 对整个身体的控制和更好的运动意识有积极的影响;例如,能在一个运动平面上保持平衡。这可能是由于在正常张力的筋膜中增强了对感受器的刺激(Stecco A et al,2011)。多数位于关节周围 CF 点的深层筋膜滑动功能被恢复后,能够促进这些组织内的机械感受器释放本体感受信息,有助于儿童更容易地适应和做出相关反应。

当重复使用 FM 技术后,对本体感受的影响似乎更广泛。随着时间的推移,接受过多次 FM 治疗的年龄较大的儿童,更准确地表达了他们关于致密化和疼痛的感觉。我假设,在 CC 点没有受到致密化干扰的情况下,他们更容易对运动和姿势的控制有感觉。此外,对 CF 点的治疗很可能会增加对关节的感知,增强身体意识,且对更小的改变有感知,提高运动质量,增强负重能力。这同样也会影响到对动作的记忆。

疼痛与 FM

患有脑瘫和其他神经系统疾病的儿童经常会经历各种各样的疼痛。疼痛可以由以下原因引起:

- 肌张力过高(特别是当它不对称分布的时候)
- 手术
- 长时间坐着,不能根据需要经常改变姿势。

在这些病例中,我观察到儿童,特别是患有脑瘫的青少年,对 FM 都有良好的反馈。

有趣的是,当对这些肌张力过高的儿童使用该方法时,我观察到致密化往往分布的更浅。在这种情况下,我提出假设,认为筋膜张力是由高张力肌肉通过大量的肌肉止点嵌入筋膜所改变的。

相比起疼痛,这些孩子们在治疗致密化的过程中常感觉到痒。他们常说疼痛更靠近 CC 点而不是感知中心(center of perception,CP)。因为这显然是浅层的张力,我在治疗开始之前会用更轻的手法(尤其是在 CF 点上)然后在最初的张力下降后会进行更深层的治疗。孩子们会很快地感受到疼痛,痒会在 1~2min 后消失。他们通常在治疗的同时玩耍,或者我们通过玩猜谜游戏来转移他们的注意力。这意味着我要经常以坐位或站位给孩子们治疗,调整我的位置以便更有效地治疗 CC 或 CF 点。

通过理解肌筋膜连接产生的力学分布帮助解释了"为什么"疼痛会在特定区域有感知(如膝盖后侧痛的源头可能远在近端或远端结构上,或者在拮抗肌序列/对角链上),以及需要治疗哪个部位。我们总是会问:阻碍这种解剖结构正常滑动的紊乱在哪里?

引用一个青少年患者的话说:"FM让运动变得更容易。治疗后紧张的(高张力的)肌肉就没有那么大的限制了,也更容易募集其他肌肉(拮抗肌)"(14岁的偏瘫患者,告诉我们脚踝屈曲的感受)。

与团队成员的合作

我在我的多学科团队中与语言治疗师合作。我曾尝试使用 FM 为语言治疗做准备,尤其是在处理进食困难时。无论是当颞下颌关节因结构异常或手术而受到限制时,还是长期没有使用它,有了这些治疗,可能降低面部的敏感度,能够更容易地张嘴和闭合,咀嚼也变得更容易。

总的来说,当对神经系统问题的患者使用 FM 时,治疗师们应该注意到 CC 和 CF 点的解剖定位可能会稍微有些偏移,可能由于出生时异常的运动模式影响了筋膜。治疗师们可能需要比在正常肌肉张力情况下,治疗多个肌筋膜结构上更多的点(如围绕一个节段的几个 CF 点和参与了错误运动模式的几个节段上)。由于不正确的运动模式通常包含了所有平面内的结构,所以我经常使用 CF 点,并用 CC 点进行补充治疗。

病例报告

改善偏瘫性踝关节背屈原动肌-拮抗肌协调。

简介

A 是一个 6 岁的女孩,出生时伴有左侧偏瘫。左侧腿部肌张力升高。显性运动模式是髋关节的屈曲,内收,内旋,膝关节的屈曲,踝关节跖屈,且足跟离地。左脚比右脚短 1.5cm。因为这样的改变,A 做出了代偿,这种代偿影响了她的运动模式。目前,她的足部矫正器已经长了 5mm,随着她的成长,未来的计划还会增加。以前,当腿长差值较小时,她的运动模式是在上述运动方式和采用膝盖过伸、同时骨盆向后旋转保持足跟着地之间交替。躯干和上肢肌肉张力低。上肢通常表现出屈曲运动模式,同时伴随腕关节旋前及屈曲,肌张力由近端向远端相应地升高。

物理治疗的长期目标是改善左侧的使用,包括左腿和左臂的负重能力。特别是,这意味着在站立阶段能够伸膝和伸髋,同时保持足跟着地。其目的还在于能够有选择性足背屈的能力,最初是坐位时,随后是在走路时,这就要求膝盖是在几乎伸直的情况下进行背屈了。

临床推理

我从这个小孩的前一次治疗中知道了,单独的拉伸也能让每个节段有最大的活动范围。在拉伸或 FM 治疗之前,伸髋和伸膝的活动度有轻微下降,踝关节背屈伴随膝关节伸直是很受限的。在此次治疗中,第一个目标是坐位时的选择性足背屈。一旦能够做到,这个可转移的技能将应用于站立和行走,包括整个脚着地且能够负重。因为 A 经常在地板上也在外面的公园玩耍,能够让她双足跟着地蹲下是另一个目标。选择性踝关节足背屈,对称地下蹲和较

好的负重能力需要腓肠肌、比目鱼肌、股四头肌和腘绳肌有好的弹性,在一定程度上可以通过拉伸来获得。也需要原动肌与拮抗肌之间有很好的协调。我之前就尝试过这样做,使用简短的器械振动于足背屈肌上以刺激其功能,有时延长振动时间至踝关节伸肌用于放松高张力肌肉,同时还使用轻触摩擦,和肌内效贴(kinesio taping)的不同组合。我在此次治疗中选择使用 FM 是因为我观察到其可以同时影响和改善肌肉弹性、原动肌-拮抗肌的协调性和运动质量。

辨证论治

在观察到不正确的运动模式并考虑到重复运动影响其筋膜结构后,在左侧的膝(ge)、踝(ta)和足部(pe)节段进行了 CC 点和 CF 点的触诊。

最初的触诊判定(PaVe)找到了很明显的绝对致密化位于 re-ge、re-la-ge 2、re-la-ta、re-la-pe、re-me-pe、an-ta、an-me-pe、an-pe 和相对不那么致密化的点位于 re-ta、an-ge、ir-ta 和 ir-pe。(表 15-1)

治疗

表 15-1					
治疗点	re-la-ta 1	re-la-ge 2	re-la-pe		an-me-pe 2,3
	an-la-pe 2,3	re-me-pe 1,2	re-ge	an-ta	an-pe

结果

图 15-1、图 15-2、图 15-3 是来自我录制的视频的截屏,展示了 FM 治疗前

后最佳的足背屈活动。需要注意治疗后的活动度进展和选择性运动质量,特别是减少了脚趾伸肌的过度活动,使踝关节屈肌能有效地进行选择性足背屈,

而不需要脚趾伸肌的代偿。继续治疗后,下蹲、站立和行走伴随足跟着地也变得更加容易。保持足跟放于地面也使主动伸髋伸膝有进步。后续几次类似的治疗也有了可对比的结果(图15-4、图15-5)。

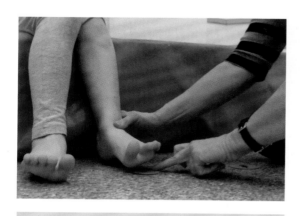

图 15-1　FM 治疗前最佳的足背屈角度。前面观。脚后跟着地,脚掌无法抬起。双侧足部都有很大程度的脚趾伸肌代偿

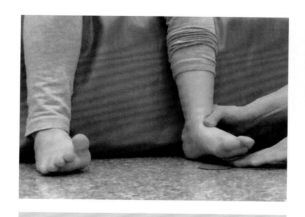

图 15-2　FM 治疗后最佳的足背屈角度。前面观。能够使足跟放于地面并且能够在没有脚趾伸肌代偿的情况下进行选择性足背屈

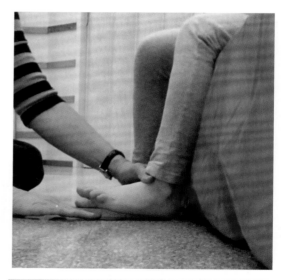

图 15-3　FM 治疗后最佳的足背屈角度。侧面观。注意到脚趾屈肌没有代偿

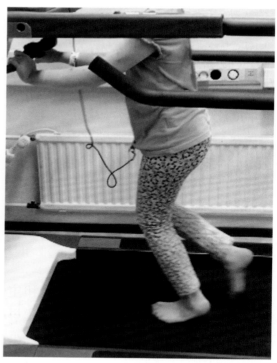

图 15-4　在治疗后休息了很长一段时间后另一个场合的视频截图;FM 治疗前的姿态

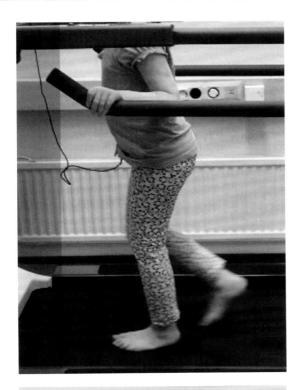

图15-5 FM治疗后的视频截图,左侧姿态有明显的改变

讨论

有运动能力并不意味着有神经问题的孩子会使用它。因此,还有必要教会孩子能够使用从 FM 治疗后所获得的任何新能力。此处所展示的案例,这个方法被用来为更主动的动作做准备。增强本体感受反馈需要使前反馈和主动运动变得更加容易。这句话的意思是:"嘿,我现在可以做到了,感觉就像这样。"然而,将这些新的信息结合进主动运动确实需要对运动进行扩展和重复体验。

以循证为基础的临床指南在儿童神经学这样的专门领域是有限的。临床决策必须依赖于以成年人为基础的临床研究,以及组织和生理学方面的研究。我们需要考虑的是,我们治疗的对象是那些正在发育、从未学会正常活动的儿童。Bar-On 等(2015)强调,在早期大脑发育异常的儿童中,痉挛是由于脊髓上输入信号的重组和受损的运动细胞所影响。这与那些在受伤时运动系统仍发达的成年人不同,就如卒中。我想我们还需要考虑:

- 除了其他结构和功能问题外,最初损伤的影响
- 个体因素,包括动机和对治疗目标的理解
- 外界因素,比如看护者是否促进其功能改善,是否能帮助孩子们学会使用这些功能

此外,高张力和痉挛有时会被混淆。本章参考了 Bar-On 等(2015)的定义,分别讨论了 FM 中的非神经因素和神经因素:张力过高由神经(如痉挛)和非神经(如软组织特性)因素组成,这些因素增强影响了脑瘫患者对被动拉伸的抵抗。Bar-On 等(2015)也强调,静止肌肉的高张力相比于被动拉伸时的反作用力,和更难评估的主动运动时的高张力之间的不同。

将 FM 的临床经验应用于小儿神经疾病物理治疗,能够保证为主动运动训练做准备。然而,目前关于 FM 在神经系统患者中(多数为成年脑卒中患者)的应用研究仅有一篇(Raghavan et al,2016)。在这项研究中,将玻璃酸酶注射进 CC 点用于治疗上肢痉挛。玻璃酸酶是一种水解透明质酸(HA)的酶,

透明质酸是一种糖胺聚糖,大量位于深筋膜中,当状态改变时,显著减少了筋膜的滑动(Cowman et al,2015)。玻璃酸酶注射的效果与徒手治疗 CC 和 CF 点相似,后者是通过增加组织温度引起局部炎症的过程。Raghavan 等(2016)的研究表明,注射后 2 周,所有治疗关节被动运动能力增加,大多数关节主动运动能力增加,治疗结果在注射后 3 个月的随访中基本保持不变。同时,肌肉僵硬程度在注射后随着时间推移缓慢下降。在这里的案例研究中也观察到类似的结果:被动和主动运动都更好,僵硬程度降低。然而,徒手治疗效果持续时间较短,需要重复治疗。不正确的、重复的和基本不变的运动模式会影响大量筋膜结构。在治疗神经系统问题的患者时,仅治疗一个节段很少能取得效果。Raghavan 等(2016)发现位于僵硬肌肉的近端和远端的更多肌肉,沿着肢体的原动肌和拮抗肌筋膜链,都有必要进行注射。根据我的临床经验,从一开始就明确需要对受影响的肌筋膜序列和拮抗肌序列进行治疗,在 Raghavan 的研究中需要增加注射肌肉的数量,这在一定程度上证实了这一临床观察。对 A 的评估,对左侧膝段,踝段,足段,进行了触诊判定。髋节段和骨盆阶段没有触诊或治疗,因为髋内旋和骨盆倾斜现在来看都没有问题。

目的是促进选择性踝关节背屈,这是一种基本的矢状面运动,但是可能受到来自 CF 点本体感受信息的影响。踝节段的腓肠肌是张力最高的,因此治疗位于双侧近端(re-ge、re-la-ge)和远端

(re-la-pe/re-me-pe),以及在原动肌筋膜链(an-ta、an-pe、an-me-pe、an-la-pe)。尤其是,对位于第一跖骨空间的高度致密化的 an-pe 进行治疗后,验证了能够最大限度地减少趾伸肌对背屈不佳的代偿。

Pavan 等(2014)的研究表明,透明质酸(HA)、乳酸与筋膜组织中 pH 值的变化存在相互作用。由于过度使用而引起的 pH 值的变化,如痉挛肌肉的 pH 值变化,也可能刺激 HA 引起黏滞性上升的反应,使肌肉变得僵硬(Stecco A et al,2013)。两个非常不同的研究(Stecco A et al,2014;Smith et al,2011)发现,细胞外基质(ECM)的黏滞性受痉挛(高张力)影响。Smith 等(2011)的研究重点是 ECM 中胶原纤维的增多和痉挛肌中肌小节的变长,而 A Stecco 等(2014)的研究重点是 ECM 的黏滞性是由 HA 的异变引起的。Stecco(2014)认为高浓度的透明质酸会引起结缔组织黏滞性的改变,由于胶原纤维层间滑动减少,从而影响活性肌肉僵硬。因此,在神经学病例中,针对致密化筋膜中的 ECM 的徒手治疗技术(如 FM),值得进一步研究。

Bar-On 等(2015)认为腓肠肌-比目鱼肌被动僵硬和胫前肌无力可能比痉挛更能预测在末端发生动作时足背屈的受限。在本例研究中,我们的目标是增加腓肠肌-比目鱼肌的弹性,并通过过度活动的脚趾伸肌来改善胫前肌无力的功能。FM 治疗后出现了选择性踝关节背屈,但左腿在行走、蹲坐、动态负重时的主动运动协调性更好,步态立姿阶段脚跟着地,膝关节伸展性更好。

这些结果可以用僵硬的结缔组织对痉挛状态下神经成分可能产生的影响来解释。在上述文章中，Stecco 等（2014）认为，位于肌外膜的肌梭在外周运动协调中起重要作用，而对于结缔组织较硬的肌肉，增加拉伸对肌梭的刺激可能通过降低肌梭的激活阈值而导致痉挛。肌梭的超兴奋性可导致环螺旋末梢（1a 传入，感受器）的异常反馈和前馈控制，导致支配外侧肌纤维（效应器）的 α 运动神经元的过度激活。此外，由于伸展反射单元抑制了拮抗剂肌肉的活性，原动肌张力调节的任何改变也会影响拮抗肌的激活。

结论

FM 应用于小儿神经疾病物理治疗的临床经验证明是有希望的。这种方法对儿童的主动运动训练是有用的，因为它改善了活动度，似乎能平衡原动肌-拮抗肌的活动，因此，能有更好更有质量的主动运动能力并增强本体感受反馈。

参考文献

Bar-On L, Molenaers G, Aertbeliën E, Van Campenhout A, Feys H, Nuttin B and Desloovere K (2015) Spasticity and its contribution to hypertonia in cerebral palsy. BioMed Research International 2015: 317047. doi: 10.1155/2015/317047.

Cowman MK, Schmidt TA, Raghavan TA and Stecco A (2015) Viscoelastic properties of hyaluronan in physiological conditions. F1000Research 4: 622. doi: 10.12688/f1000research.6885.1.

Pavan PG, Stecco A, Stern R and Stecco C (2014) Painful connections: Densification versus fibrosis of fascia. Current Pain and Headache Reports 18 (8) 441. doi: 10.1007/s11916-014-0441-4.

Raghavan P, Ying L, Mircchandani K and Stecco A (2016) Human recombinant hyaluronidase injections for upper limb muscle stiffness in individuals with cerebral injury: A case series. EBioMedicine 9 306–313.

Smith L, Lee K, Ward S, Chambers H and Lieber R (2011) Hamstring contractures in children with spastic cerebral palsy result from a stiffer extracellular matrix and increased in vivo sarcomere length. Journal of Physiology 589 (P10) 2625–2639. doi: 10.1113/jphysiol.2010.203364.

Stecco A, Stecco C, Macchi V, Porzionato A, Ferraro C, Masiero S and De Caro R (2011) RMI study and clinical correlations of ankle retinacula damage and outcomes of ankle sprain. Surgical and Radiologic Anatomy 33 (10) 881–890. doi:10.1007/s00276-011-0784-z.

Stecco A, Gesi M, Stecco C and Stern R (2013) Fascial components of myofascial pain syndrome. Current Pain and Headache Reports 17 352. doi: 10.1007/s11916-013-0352-9.

Stecco A, Stecco C, Raghavan P (2014) Peripheral mechanisms contributing to spasticity and implications for treatment. Current Physical Medicine and Rehabilitation Reports 2 2: 121–127. doi: 10.1007/s40141-014-0052-3.

Stecco C (2015) Functional atlas of the human fascial system. Edinburgh: Churchill Livingstone.

Stecco L (2004) Fascial manipulation for musculoskeletal pain. Padua: Piccin.

Stecco L and Stecco A (2017) Fascial manipulation for musculoskeletal pain: Theoretical part, 2nd edn. Padua: Piccin.

总　　结

有一次,一位年轻的同事问:"对于一个实践 Stecco 筋膜手法的人来说,最重要的因素是什么?"L Stecco 先生简洁地回答道:"你需要激情。"他接着热情地解释了有关复杂的筋膜解剖的知识,包括肌肉骨骼和内脏筋膜系统,这是理解和应用 FM 方法的必要基础。

本书中的案例报告只是可以使用 Stecco 筋膜手法治疗的大多数功能障碍的案例中的一部分。本课程针对的是刚开始使用这种方法的医生以及其他想知道什么时候可以使用这种方法的同事,对于那些不熟悉这种方法的人来说,实际的治疗部分可能是具有挑战性的,但作者们希望能用这些案例激起人们的好奇心。

阅读这些案例报告,你可以发现几个新出现的主题。

首先,需要越过疼痛区域本身来了解功能障碍是如何在患者体内形成的。特别是,当患者主诉在没有明确原因的情况下发生疼痛时,必须仔细考虑过去的事件、创伤和手术的时间顺序,以便理解张力代偿是如何形成的。鉴于双关节肌肉和肌筋膜的延续连接着身体各个部分,以及嵌入性筋膜为肌肉骨骼筋膜和内脏筋膜之间提供了连续性,根据表现出来的症状,Stecco 筋膜手法的生物力学模型(详见简介)可以解释任何筋膜系统的功能障碍。

其次,通过对这些模型的正确解释,即使是慢性功能障碍也常常可以在短时间内得到解决。几位作者指出,这项临床观察对于他们理解这种方法的有效性是一个转折点。

再次,对每个个案的系统分析是一个挑战。如果这种方法缺乏一个系统的方案,便意味着可能要经历一个绞尽脑汁的过程才能确定治疗的关键区域,协调中心或融合中心,而具体评估图表是 FM 临床推理的基本要素,它的使用明确了治疗点。由于篇幅原因,没有在每个病例报告中提供完整的评估图表;然而,作者们始终证明它在他们的实践中是有用的。

实际上,评估表的编制需要治疗师在最初的访谈中让患者参与进来,以便收集关于他们目前症状的性质和特征以及在时间轴上关于现在和过去事件的细节。这需要专注的倾听技巧,把患者放在主角的位置。在开始客观评估之前,治疗师通常会告诉患者有关其功能障碍的假设,包括特定的动作和触诊判定。有趣的是,整个过程趋向于增强患者的协作,让治疗师能够识别患者的目标和任何不健康的信仰体系,并创建一个可信任的环境,在这个环境中,患者认为他们的观点被充分考虑,并且有一个合理的治疗计划。这些方面能够让治疗师也考虑社会、情感、认知和心理因素,这些都是重要的问题,特别是在处理慢性疼痛患者中。

然而,软组织徒手治疗对于改善疼痛、姿态、肌肉募集和改变本体感受能力的机制,仍有待更多的了解。到目前为止,Stecco 小组已经提出,筋膜组织的细胞外基质的改变,特别是在关键区域(协调中心和融合中心)的疏松结缔组织层内的透明质酸成分可能参与其中。通过可追溯的解剖连接,这些关键区域似乎与肌梭、高尔基腱器和筋膜内的其他神经支配有特定的张力关系和生理关系。它表明,如果这些关键领域的筋膜组织的性状已改变,可以通过徒手治疗来调整,可能引发透明质酸本身的反应或通过激活区域内的其他受体的反应来提升其温度,恢复组织的生理状态。最近,Stecco 小组也在研究内源性大麻素受体在筋膜组织中的作用(Fede et al,2016)。McPartland(2008)首次提出了这一课题,认为增强内源性大麻素活性在治疗躯体功能障碍、慢性疼痛、神经退行性疾病以及炎症、肠功能障碍和心理障碍方面具有广泛的治疗潜力。Fede 等(2016)表明,肌筋膜的成纤维细胞表达神经受体 CB1 和 CB2,表明这些受体的存在可以解释筋膜作为一个疼痛生成器的作用和一些筋膜治疗的功效,有助于调节筋膜纤维化和炎症。此外,关于内部功能障碍,L Stecco 和 C Stecco(2013)提出了关于内部和表面筋膜与自主神经系统相互作用的有趣的新假设。

在治疗过程中是否还有其他机制在起作用? L Stecco 强调,在比较触诊过程中使用的压力应该不会造成正常组织的疼痛,治疗压力应该是在筋膜上产生摩擦作用所需的最小量(Stecco L & Stecco A,2017)。尽管如此,在治疗过程中,当摩擦作用于改变的软组织时,可能会疼痛 2~3min,然后疼痛急剧下降(Borgini et al,2010)。广义的异位伤害条件反射刺激(Sprenger et al,2011)中"疼痛抑制疼痛"机制可能也包含在其中? 深度摩擦通常适用于与疼痛部位距离较远的改变区域,这表明可能存在一个调节网络,要么在脊髓内,要么直接通过其他中枢神经结构,将治疗部位与疼痛部位联系起来。

此外,在开始治疗之前,患者被告知这些有问题的区域可能是疼痛的,并在治疗过程中需要告知疼痛程度的变化。患者对疼痛强度的期望以及疼痛技术相对于非疼痛技术的疗效可能会对治疗结果产生影响(Goffaux et al,2007)。

Stecco 还强调,选择改变的协调中心和融合中心的正确模式是有效治疗的基础。一项针对患有腕管综合征的女性进行的随机临床试验分假治疗组和根据 FM 原则治疗组(Pintucci et al,2017),结果显示出一些积极的短期效果。作者得出的结论是,为了区分干预的影响与安慰剂/镇痛效果,必须进行更多的研究。

综上所述,如果我们认可临床经验在循证测试中确实有其有效性和重要性,那么 FM 在许多不同国家的徒手治疗从业者中的普及值得关注。所有报告的有效性所涉及的基本机制可能是多方面的,有待于更多进一步的研究。

参考文献

Borgini E, Stecco A, Day JA and Stecco C (2010) How much time is required to modify a fascial fibrosis? Journal of Bodywork and Movement Therapies 14 (4) 318–325. doi: 10.1016/j. jbmt. 2010.04.006.

Fede C, Albertin G, Petrelli L, Sfriso MM, Biz C, De Caro R and Stecco C (2016) Expression of the endocannabinoid receptors in human fascial tissue. European Journal of Histochemistry 60 (2) 2643. doi: 10.4081/ejh.2016.2643.

Goffaux P, Redmond WJ, Rainville P and Marchand S (2007) Descending analgesia— when the spine echoes what the brain expects. Pain 130 (1–2) 137–143. doi:10.1016/j. pain.2006.11.011.

McPartland JM (2008) The endocannabinoid system: An osteopathic perspective. Journal of the American Osteopathic Association 108 586–600.

Pintucci M, Imamura M, Thibaut A, de Exel Nunes LM, Mayumi Nagato M, Kaziyama HH, Tomikawa Imamura S, Stecco A, Fregni F and Rizzo Battistella L (2017) Evaluation of fascial manipulation in carpal tunnel syndrome: A pilot randomized clinical trial. European Journal of Physical and Rehabilitation Medicine 53 (4) 630–631. doi: 10.23736/S1973-9087.17.04732-3.

Sprenger C, Bingel U and Büchel C (2011) Treating pain with pain: Supraspinal mechanisms of endogenous analgesia elicited by heterotopic noxious conditioning stimulation. Pain 152 (2) 428–439. doi:10.1016/j. pain.2010.11.018.

Stecco L and Stecco C (2013) Fascial manipulation for internal dysfunctions. Padua: Piccin.

Stecco L and Stecco A (2017) Fascial Manipulation® for musculoskeletal pain: Theoretical part, 2nd edn. Padua: Piccin.

索　引